Mulher magnética

VANESSA DE OLIVEIRA

Mulher magnética

Transforme-se numa mulher poderosa, sedutora e deusa do sexo

© 2015 - Vanessa de Oliveira
Direitos em língua portuguesa para o Brasil:
Matrix Editora
www.matrixeditora.com.br

Diretor editorial
Paulo Tadeu

Capa
Daniela Vasques

Revisão
Adriana Parra

Foto da capa
Edi Hirose

Foto Vanessa
Andrea Schaefer

Dados Internacionais de Catalogação na Publicação (CIP)
SINDICATO NACIONAL DOS EDITORES DE LIVROS, RJ.

Oliveira, Vanessa de
Mulher magnética: transforme-se numa mulher poderosa, sedutora e deusa do sexo / Vanessa de Oliveira. - 1. ed. - São Paulo: Matrix, 2015.
280 p.: il.; 21 cm.

Inclui índice

ISBN 978-85-8230-229-3

1. Sedução. 2. Relação homem-mulher. 3. Mulheres - Atitudes. 4. Autoconfiança. I. Título.

15-28178   CDD: 306.7
                                                 CDU: 392.4

Sumário

Palavras da autora 7

Introdução
Quem é a mulher magnética? 13
As mulheres magnéticas da humanidade 15

Capítulo 1
Você é uma mulher poderosa 23
O desespero da mulher moderna 23
De onde vem a sua baixa autoestima? 31
Como curar a sua baixa autoestima 36
A mente positiva da mulher magnética 39
Poderosa, independente da idade e do corpo físico 50
A descoberta da sua missão de vida 57
Como se libertar das suas culpas 61
Deixe de ser boazinha e transforme-se numa mulher poderosa! 63
A relação da mulher poderosa com os homens 69
O QI emocional da mulher magnética 79
Como magnetizar o olhar dos homens 90
O que a mulher magnética e poderosa nunca deve fazer 94
O tipo de homem que a mulher poderosa evita 109

Capítulo 2
Você é uma mulher sedutora 115
Os estágios da sedução 121
Primeira fase: atração 122
Segunda fase: conforto 126
Como seduzi-lo no primeiro encontro 140
Como seduzi-lo por torpedo 146
Terceira fase: ataque 152
Coquetismo, uma tática infalível 157
A fórmula para fazer um homem ficar apaixonado por você ... 164
Seduzindo e reconquistando o ex 169
Seduzindo na primeira noite de sexo 175
Top Seduction: a sedutora dos sonhos de qualquer homem 179
Seduzindo com ética 186

Capítulo 3
Você é uma deusa do sexo 189
A energia sexual 193
A essência do sexo e a importância da conexão 202
Os orgasmos da sua vida! 206
Dicas para facilitar o seu orgasmo 211
A deusa do sexo e sua libido 219
Quando você perde o tesão por ele 225
O sexo em evolução e suas fases 229
Massagem tântrica: passo a passo 235
Surpresas e fantasias sexuais para enlouquecer um homem na cama ... 241
Sexo oral 251
Sexo anal 263

Últimas palavras 269

Você precisa sacrificar a mulher que você é para se transformar naquela que deseja ser.

Palavras da autora

Olá, amiga linda! Se você está aqui é porque é uma buscadora. Se você está lendo este livro é porque quer ser feliz. Se estamos juntas neste momento é porque você quer mudar a sua vida.

Provavelmente você já sofreu nos relacionamentos, já se culpou pelos erros cometidos e não deseja mais isso para si mesma. Se você está aqui comigo é porque quer entender a si mesma e entender a mente dos homens também.

E como isso é difícil pra você, não é mesmo, amiga linda?

Acima de tudo, se você está aqui comigo é porque quer se transformar em uma mulher melhor. Você não se contenta mais com aquilo que hoje a cerca. Isso é muito pouco para você e não tem nada a ver com o futuro que escolheu.

Eu não sei como você enxerga a si própria neste momento, mas gostaria que se visse como uma buscadora. Querer e buscar é um grande passo para você se transformar na mulher que deseja ser. Eu diria que é o mais importante deles.

Lá fora não faltam shopping centers, revistas de fofocas, *feeds* de notícias do Facebook, barzinhos animados, conversa fiada com as amigas, baladas e uma porção de outras distrações que você poderia usar para passar o seu tempo.

Mas se você está com este livro nas mãos, trocando a sua diversão por esta leitura, então lhe dou meus parabéns!

Você está sacrificando alguns prazeres em troca de crescimento pessoal e esse é o primeiro grande passo que eu vejo em uma mulher que está decidida a mudar e a buscar uma vida melhor para si. Todas as mulheres que chegaram lá tiveram exatamente a mesma postura que você assumiu neste momento.

Escrevi este livro não apenas para que você melhore a sua vida sexual e amorosa, ou que você melhore o seu relacionamento com os homens e se torne mais atrativa. Pretendo ir muito além disso, até porque isso é pouco para você.

O universo que vou lhe apresentar é para que você se transforme em uma mulher magnética e que prospere em todas as áreas da sua vida usando o seu poder feminino.

O seu empenho e a sua seriedade vão determinar os seus resultados. Disso dependerá o tamanho do seu sucesso quando você terminar este livro e olhar para aquela que você era quando começou a ler e aquela em que você se transformou na última página. Olhe para este momento como um divisor de águas da sua vida, que separa o seu ontem do seu amanhã.

E saiba, amiga linda, que nada vai mudar se você não se comprometer de verdade até o fim com essa mudança. Algumas pessoas param no caminho. Não faça isso. AVANTE, AMIGA!

E não se comprometa comigo. Esse compromisso é seu consigo mesma.

Saiba também que eu não sou a responsável pela sua transformação, nem quero ser. Quero que a partir de agora você comece a se responsabilizar pela sua própria vida e que comece a ser uma mulher de verdade, até mesmo quando não houver ninguém para olhar para você.

Todas as mulheres verdadeiramente poderosas que conheci estão alicerçadas em si mesmas e em algum momento se tornaram responsáveis pela sua própria vida.

Você decidiu ler este livro. Logo, você está numa fase de

mudança e tem por objetivo crescer. Entenda que tudo depende só de você. Alcançar o objetivo será um mérito exclusivo seu. Quando terminarmos este nosso momento juntas, você será a maior responsável pela sua transformação.

Eu não vou fazer uma prova ao final deste livro para saber se você passou, nem vou ficar questionando se você fez os exercícios que pedirei para você fazer ao longo do livro. Nem terei como averiguar se você colocou os ensinamentos em prática.

Isso tudo é com você, que já é uma mulher grande o suficiente para saber sobre a importância de se empenhar para vencer.

É importante que você entenda que eu não ofereço uma fórmula mágica com este livro, nem com meus cursos on-line.

Eu ofereço apenas um caminho. Não acredito em fórmulas mágicas. Não existe uma única coisa que você irá fazer e que irá transformar a sua vida toda. A sua transformação não acontecerá em 24 horas. Se algum dia alguém lhe oferecer algo nesse sentido, eu lhe digo com toda a certeza que essa pessoa está iludindo você.

A construção de uma supermulher não se dá da noite para o dia. Não é simples. Não é baseada em uma posição sexual ou apenas numa frase certa dita em determinado momento. A formação de uma supermulher é baseada na desconstrução e reconstrução de si mesma.

Técnicas ajudam para você melhorar a sua capacidade de conquista e a sua autoestima, mas é muito pouco para que você se sustente emocionalmente ao longo dos anos numa estrutura sólida de personalidade e sinta todo o magnetismo e força do seu poder feminino.

O que eu lhe ofereço é uma reconstrução pessoal baseada na formação de uma personalidade firme. Ofereço-lhe uma sustentação emocional que não depende de ninguém além de você.

Ofereço-lhe a oportunidade de se reconhecer como uma

mulher magnética que entende que as decisões da sua vida estão em si mesma e não nos outros.

Um dos grandes objetivos deste livro e dos meus cursos é você se tornar independente emocionalmente, tomando as rédeas da sua própria vida.

Isso não vai acontecer magicamente quando terminar de ler este livro ou terminar de fazer um dos meus cursos on-line. Eu mesma não atingi meu ponto máximo. Estou em constante trabalho pessoal, em constante manutenção de mim mesma e sei que estarei assim para o resto da vida.

A mulher magnética quer melhorar cada dia mais, desde sempre e para sempre. Ela sabe que é uma obra que nunca estará concluída.

Seremos anciãs, amiga linda, e continuaremos donas de nós, aprendendo e ensinando, continuaremos sendo poderosas, sexy, seduzindo a humanidade e querendo melhorar a cada dia, sob todos os aspectos, até o último dia de nossas vidas, porque assim são as mulheres magnéticas.

E, como lhe falei, você não estará pronta ao final deste livro ou de um dos meus cursos, mas todas as suas bases estarão reforçadas para que você continue firme nesse caminho de transformação.

E você também não estará mais perdida como provavelmente esteve até hoje. Nestas páginas vou lhe passar a base daquilo que aprendi em 40 anos de vida e que me ajudou a me tornar a mulher decidida, firme, poderosa, sedutora e deusa do sexo como hoje me reconheço, sem que você tenha que percorrer o mesmo caminho que fiz, muitas vezes sofrido, até que eu aprendesse tudo o que sei.

Eu iria amar se alguém me passasse um importante conhecimento em um curto prazo, porque tempo é algo precioso e eu o teria economizado. Mas como tudo tem um motivo e a mulher magnética não fica a se lamentar, eu agradeço a oportunidade de ter aprendido e de hoje poder ensinar.

Então, aproveite cada palavra! Procure refletir sobre o que

lhe digo e não engula nada como uma verdade absoluta. Reflita sempre sobre o que você ouve e tire suas próprias conclusões. Muitas mulheres estão sofrendo hoje porque acreditaram piamente no que os outros disseram a elas sem se perguntarem se aquela verdade lhes servia e se era realmente uma verdade. Não vamos cometer esse erro.

Tudo o que há neste livro tem uma razão de ser. Não pule as páginas ou os capítulos. Tudo tem um porquê. Eu pensei durante toda uma vida sobre o conteúdo e em tudo aquilo que era preciso lhe dizer para que você passe a ser uma mulher ativa e realizadora, evitando a fórmula pronta e o pensamento clichê de quem parece viver ligado no piloto automático.

Eu desejo a você uma grande transformação. Desejo que brilhe! Você nasceu fantástica simplesmente por ser mulher! Então, o que você tem de fazer é irradiar e magnetizar sua luz interior e ser o que você nasceu para ser, uma deusa em um corpo de mulher.

E se depois de ler este livro, amiga linda, você quiser dar o próximo passo na sua transformação, eu a convido desde já a fazer comigo o curso on-line *Mulher Magnética: 30 dias para transformar a sua vida*. Nesse curso passaremos trinta dias juntas, reconstruiremos a sua autoestima, revolucionaremos o seu entendimento sobre sedução, e a libertaremos na cama, de uma vez por todas! Eu lhe prometo a minha dedicação total em auxiliá-la nessa transformação!

Introdução

Quem é a mulher magnética?

Talvez você tenha alguma dúvida sobre o que de fato significa ser uma mulher magnética. Ela é uma supermulher, com capacidade de magnetizar para a vida dela tudo aquilo que deseja e que a faz crescer como mulher.

Quero que você entenda que não estou falando "supermulher" no sentido literal de mulher perfeita. Sabemos que a mulher perfeita é uma ilusão e ilusão é algo que não vamos mais viver na nossa vida, certo?

A mulher magnética é uma supermulher porque ela é uma versão melhorada de si mesma. Exatamente isso.

Então, não se preocupe se até hoje você cometeu vários deslizes e estava perdida. Não se preocupe se você até hoje foi uma mulher dependente emocionalmente e esteve em relacionamentos desastrosos ou então nunca soube o que quis da vida. Todas as mulheres magnéticas que conheci não nasceram prontas, não tiveram a vida perfeita e levaram anos na sua reconstrução.

A mulher magnética é uma mulher que se superou e se tornou uma versão melhorada de si mesma. É neste sentido que falo em supermulher, em uma mulher que se SUPERou.

Ela é uma supermulher porque ela se superou! Simples assim! Sim, superação é uma palavra que indica uma "SUPER AÇÃO", ou seja, uma ação forte sobre algo. A mulher magnética age fortemente na sua vida a ponto de modificar tudo para que a sua vida fique melhor.

E ela magnetiza. Ou seja, ela atrai para si o que deseja, sabendo diferenciar o que lhe convém e o que não lhe serve. Há mulheres magnetizadoras andando por aí, só que muitas vezes estão atraindo maus homens, relacionamentos desastrosos e pessoas desnecessárias para as suas vidas. E elas fazem isso porque não sabem escolher o que lhes serve.

A mulher magnética não é só magnetizadora, ela também é seletiva ao permitir ou não a aproximação de pessoas. Ela é amigável, mas não abre a porteira da vida privativa para um estranho.

Preciso que você entenda que essa supermulher não tem um DNA com algum conteúdo especial que a deixou diferente e mais capaz que as outras mulheres.

A mulher magnética não é uma mulher que foi tocada por Deus e ganhou superpoderes. Ela nasceu igual a qualquer outra mulher. Ser magnética não tem a ver com riqueza, beleza ou QI acima da média. Ser magnética tem a ver com atitude.

Então você precisa agir! A mulher magnética sabe que quem tem preguiça não precisa de inimigos.

Amiga linda, eu, você ou qualquer uma das grandes mulheres da humanidade não nascemos prontas, nós nos construímos ao longo do caminho. Se elas aprenderam a selecionar os homens que lhes convinham, e se eu também aprendi a fazer seleção na minha vida, então você também pode!

A mulher magnética tem algumas características fundamentais além de ser uma versão melhorada de si mesma: ela está em um relacionamento porque quer e não porque precisa; ela está trabalhando no que gosta; ela tem autoestima suficiente para sentir-se confortável com a mulher que é; ela é independente emocional e financeiramente.

É nessa mulher que quero que você se transforme e acredito que é o que você deseja também! Esse potencial já existe dentro de você, porque nunca conheci uma mulher sequer no mundo que não fosse uma mulher forte. Ela apenas não sabia disso.

Então, amiga linda, vamos despertar essa força! Vamos despertar todo esse poder que já existe em você!

As mulheres magnéticas da humanidade

Vou lhe dar alguns exemplos de mulheres magnéticas que provavelmente você conheça para você ver que nem sempre a vida de uma grande mulher é perfeita ou começou da maneira certa.

Por exemplo, vamos falar de Tina Turner.

Se você não sabe muito sobre ela, saiba que ela teve uma vida difícil, muito difícil. Era pobre, negra e vivia numa região e numa época altamente racistas. Teve um péssimo marido, que a explorava profissionalmente, que a agredia fisicamente e que a fez assinar um contrato que a prejudicava profissionalmente caso ela se separasse dele.

Após anos sendo sugada por ele, Tina deu um basta, saiu daquela relação sem levar um centavo e foi reconstruir a sua vida, sem jamais olhar para trás ou permitir que aquele homem tivesse acesso a ela novamente.

E sabe o que ela fez? Por acaso caiu em depressão, se fez de vítima ou ficou pelos cantos choramingando pelo relacionamento que não deu certo? Nada disso; ela reagiu, realizou uma SUPER ação, buscou melhorar a cada dia e conseguiu se reerguer. Tudo isso ela conseguiu porque AGIU!

Décadas se passaram e hoje ela está num relacionamento porque quer com um homem, é independente financeiramente, faz o que gosta, é independente emocionalmente e bem resolvida sexualmente. Enfim, ela é uma mulher livre.

Outra mulher magnética é Ivete Sangalo. Ela já teve relacionamentos que não deram certo. No entanto, ela não permitiu que a dor do fim das relações fosse maior que ela, tanto que há pelo menos duas décadas ela faz sucesso e nunca esteve em baixa. Pelo contrário, ela vem constantemente crescendo. Ela sempre se centrou na sua vida e nos seus projetos pessoais e focalizou onde queria chegar. Um homem nunca foi o objetivo primordial dela. Embora ela esteja casada, ela também trabalha no que gosta e realiza seus sonhos.

E Cátia Fonseca? Essa é outra mulher magnética brasileira. Ela também trabalha no que gosta, está casada com quem quer e é independente financeira e emocionalmente. Mas nem sempre foi assim. Ela não esconde que já foi uma mulher boazinha, que não sabia dizer não e que só foi ganhar autoestima e postura diante das pessoas que abusavam da sua boa vontade depois de investir muito em terapia e crescimento pessoal.

Ela aprendeu a colocar as pessoas nos seus devidos lugares, caso contrário, até hoje estaria fazendo inúmeras concessões na vida em detrimento de sua felicidade. Ela não nasceu com a personalidade formada e forte que tem hoje. Ela simplesmente decidiu agir em vez de se conformar.

Quer saber quem é outra mulher magnética brasileira? Ana Maria Braga, que superou inclusive um câncer, está em um relacionamento porque quer e não porque precisa, trabalha no que gosta, decide a sua vida profissional e é ativa em seus inúmeros projetos editoriais e agropecuários.

Gisele Bündchen é outra brasileira magnética, que atraiu os olhares do mundo todo não apenas pela sua beleza, mas por algo muito maior que isso: a sua personalidade e energia. E ela chegou lá principalmente porque soube dizer NÃO e fez as suas próprias escolhas, tomando as rédeas da sua carreira.

De mulheres bonitas o Brasil está cheio. Só beleza não basta. É preciso ter magnetismo, postura firme e opinião própria.

E, como elas, há e haverá inúmeras mulheres magnéticas no Brasil e no mundo, como Evita Perón, Madonna, Shakira, Cleópatra, Angelina Jolie, Leila Diniz e Luiza Trajano, do Magazine Luíza, entre muitas outras.

Talvez você esteja aí lendo e pensando: "Nossa, será que terei de virar celebridade ou uma megaempresária para me tornar uma mulher magnética?".

A resposta é NÃO. Porque existem milhares de mulheres magnéticas que vivem no anonimato. Acredite, elas existem! Você pode identificá-las facilmente: elas têm um brilho no olhar de quem não se cansa tão fácil, elas são mães, trabalham fora e dentro de casa, são esposas e arrumam a casa, entre outras tarefas.

São gente tão comum quanto eu e você e que são tão determinadas que você nunca sentirá pena delas, até porque elas nunca sentem dó de si mesmas.

Talvez você também esteja se perguntando: se eu ficar em casa cuidando dos meus filhos, eu posso ser uma mulher magnética, ou toda mulher magnética precisa trabalhar fora? A resposta é que a mulher magnética vai ser magnética onde quer que ela esteja, faça o que fizer. Se ela escolher ficar em casa cuidando dos filhos e do lar, ela não aceitará uma posição de dependência emocional e financeira do marido. Ou ela fará isso depois de ter trabalhado durante algum tempo, ou encontrará alguma atividade remunerada que possa fazer em casa, ou combinará com o marido que, haja o que houver, ela terá em nome dela ativos suficientes para que não dependa financeiramente dele, e não criará uma relação de dependência emocional completa do marido.

Volto a dizer, amiga linda: a mulher magnética não se faz pela beleza, pelo local de trabalho, pelo Q.I. ou pela conta bancária. Ela se faz pela atitude!

E qual é a atitude da mulher magnética? É uma atitude de superação. A mulher magnética não reage, ela age! Ela não fica em casa assistindo à novela para fugir dos próprios problemas. Ela não fica lamuriando com as amigas ou alimentando emoções negativas. Ela age fortemente. Ela age todo dia. E não para de agir até conseguir seus objetivos.

Mas por onde ela começa a agir? A transformação de uma mulher magnética começa pela autoestima, ou seja, pelo conceito que ela tem de si mesma.

Se você tem uma imagem péssima de si mesma, se você se acha feia e sem graça, se acha que nenhum homem vai se interessar por você, você realmente acha que vai se tornar uma mulher sedutora? Você acha que com essa autoimagem você vai se transformar numa deusa do sexo?

Obviamente a resposta é NÃO! Antes de se tornar uma mulher sedutora ou uma deusa do sexo, você precisa se tornar uma mulher poderosa. E a mulher poderosa nada mais é do que uma mulher que tem uma imagem poderosa de si mesma!

Sim, a mulher poderosa é assim, amiga linda! Ela acredita no seu poder feminino. O conceito que ela tem de si mesma é um conceito de poder e de segurança perante a vida.

Agora, se a sua autoestima está no fundo do poço, é ali que você precisa agir de maneira forte e decidida. Você precisa reconstruir sua autoestima, reforçá-la, alicerçá-la até enxergar em si uma mulher poderosa.

Uma vez que você tenha se transformado numa mulher poderosa, com uma autoimagem de poder e segurança e uma autoestima inabalável, você precisará continuar agindo para se transformar numa mulher magnética.

Uma mulher magnética não é só poderosa. Ela não pode atrair o que quer para sua vida se ela não acreditar plenamente no próprio poder.

Mas ser poderosa não é suficiente. O próximo passo para

magnetizar o que você quer para a sua vida é se tornar uma mulher sedutora. Não adianta acreditar no próprio poder se você não tem as ferramentas nem conhece as técnicas para exercer esse poder.

Amiga, a sedução é o exercício do seu poder feminino. Uma mulher poderosa que está plenamente convencida do seu poder como mulher é uma mulher que passa a seduzir não só os homens, mas o mundo inteiro à sua volta!

Mas o que significa seduzir? Seduzir é conduzir as pessoas e as circunstâncias a si mesma. Esse pode não ser o significado etimológico da palavra, mas acredite, amiga: esse é o significado da sedução que a libertará.

Se você é uma mulher sozinha que anseia por um relacionamento com o homem ideal, mas não tem autoestima suficiente para sair em busca desse homem, o primeiro passo é reconstruir a sua autoestima para se tornar uma mulher poderosa que acredita no próprio poder.

O próximo passo é sair em busca desse homem ideal e seduzi-lo, ou seja, conduzi-lo para si. E é aí que entram as táticas de sedução que vou lhe ensinar neste livro.

Aprendi essas táticas nas comunidades secretas de pegadores que estão espalhadas pelo mundo afora. Fui seduzida por um desses pegadores, e a única coisa que ele me deixou de um longo relacionamento foi sem querer: uma coleção de anotações e textos que ele elaborou dentro de uma comunidade de sedução, como aluno dos melhores pegadores profissionais.

Ler essas técnicas de sedução foi doloroso para mim, pois fui vítima desse homem e sofri muito com ele. A história de como esse howmem me seduziu e o que ele fez com a minha vida está no meu livro *Psicopatas do coração*.

Depois da dor de descobrir como fui seduzida, resolvi agir e comecei uma SUPER ação: aprendi tudo o que tinha de aprender sobre as técnicas de sedução dos pegadores profissionais. Inclusive me tornei amiga de vários deles e comecei a desconstruir e reconstruir suas técnicas para que nós mulheres também pudéssemos utilizá-las.

O fruto desse processo todo é este livro. Pela primeira vez, eu vou ensinar neste livro e no meu curso *Mulher Magnética: 30 dias para transformar a sua vida* como as mulheres podem utilizar os segredos dos pegadores profissionais para seduzir o homem ideal.

E saiba, amiga, que esses segredos de sedução não só servem na vida amorosa. Apliquei as mesmas técnicas no pôquer e comecei a ganhar torneios. Apliquei as mesmas técnicas na minha vida profissional e comecei a magnetizar palestras, livros, convites do exterior e mais prosperidade e sucesso do que nunca.

Você também poderá revolucionar a sua vida com as técnicas de sedução que vou lhe ensinar neste livro, mas, se você quer ser uma mulher magnética, não basta ser poderosa, com autoestima inabalável e sedutora com poder de conquista.

Uma mulher magnética não só é poderosa e sedutora; ela também é uma verdadeira deusa do sexo. Mas ela só pode se soltar e arrasar na cama se tiver autoestima elevada e poder de sedução.

Uma mulher que se acha feia e que tem vergonha do próprio corpo vai conseguir se soltar na cama? Óbvio que não, amiga linda!

Uma mulher que não sabe falar com um homem, brincar com um homem, flertar com um homem vai conseguir se soltar na cama? Óbvio que não, amiga linda!

Por isso, amiga, é na cama e somente na cama que você vai saber se é uma mulher magnética.

Se você não consegue ter orgasmo, você ainda não é uma mulher magnética.

Se você tem desejos ou fantasias sexuais que não ousa

mencionar ao seu homem por medo dele não gostar, você ainda não é uma mulher magnética.

Se você não consegue dar prazer inédito a ele e levá-lo até as nuvens e deixá-lo aos seus pés, você ainda não é uma mulher magnética.

Amiga linda, na cama não há mentira. Na cama não há engano. Ou você é magnética ou não.

Se a sua autoestima ainda estiver baixa, você não vai arrasar na cama. E se você não souber seduzir, sinto muito, você não vai arrasar na cama.

Por isso, é na cama que você vai se descobrir uma mulher magnética. Mas isso não vai acontecer se primeiro você não se transformar numa mulher poderosa, com autoestima inabalável e sedutora com poder de conquista.

Nesse dia, em que você se soltar plenamente na cama, em que você conseguir deixar o seu homem aos seus pés, é que você vai se reconhecer como uma mulher magnética que é poderosa, sedutora e uma deusa do sexo.

Essa é a tríade da mulher magnética: a autoestima de uma mulher poderosa, o poder de conquista e reconquista de uma mulher sedutora e a liberdade na cama de uma deusa do sexo.

Amiga linda, vale muito a pena chegar nesse dia de autodescoberta em que você se reconhece como uma mulher magnética. Passei a maior parte da minha vida num processo doloroso de tentativa e erro até chegar lá. E ainda quero mais!

Mas o que eu mais quero é ajudá-la a se tornar uma mulher magnética também. E quero que você ajude a sua filha, a sua mãe, a sua amiga a se tornarem magnéticas.

Antes de mais nada, vamos falar do primeiro passo para se transformar numa mulher magnética: a reconstrução da autoestima de uma mulher poderosa.

Capítulo *1*

Você é uma mulher poderosa

Bom, agora você sabe que para se tornar uma mulher magnética, primeiro precisa se tornar uma mulher poderosa.Mas para se tornar uma mulher poderosa com autoestima inabalável, você precisa parar imediatamente de sentir pena de si mesma. Acorde e perceba para onde o seu estado mental a está levando.

Você não vai mais ser uma mulher que se deixa levar rio abaixo pela correnteza das emoções. Uma mulher poderosa jamais faz isso. Nenhuma das mulheres magnéticas que citei vive dessa forma. Se você quer ser uma mulher poderosa, siga o exemplo das mulheres que têm controle emocional.

Ou você decide que vai controlar as suas emoções ou você será controlada por elas. A mulher poderosa nunca é uma mulher descontrolada. Muito pelo contrário, ela é sóbria, tem discernimento, não muda de ideia como quem muda de roupa e nunca, nunca, nunca é uma mulher desesperada.

O desespero da mulher moderna
A maioria das mulheres parece estar sempre desesperada, e isso as impede de exercer o seu poder.

Por que estão desesperadas?

Elas estão desesperadas por um amor, desesperadas por atenção, desesperadas por uma aliança, desesperadas para ter filhos enquanto o seu relógio biológico permite, desesperadas por aprovação social, desesperadas pela manutenção da sua moral e desesperadas por qualquer coisa que elas queiram.

A maioria das mulheres rege a vida por um *script*, por um roteiro em que elas pré-estabelecem como tudo tem de ser.

Elas estabelecem um roteiro amoroso em que um dia encontrarão um homem perfeito, irão se apaixonar assim que se olharem, irão trocar inúmeras juras de amor, nenhum dos dois jamais olhará para outra pessoa, noivarão, terão a festa dos sonhos, casarão e serão felizes para sempre.

Sim, mulher estabelece roteiro! Somos criadas dentro da expectativa da perfeição desde que nascemos.

Temos de ser arrumadas e comportadas. Temos de fazer o dever de casa, falar ponderadamente e parecer perfeitas e angelicais.

Essa concepção muitas vezes sabota a vida de uma mulher, que aprende a roteirizar tudo em sua mente, desde o sexo até o andamento do seu dia a dia.

Na verdade, as mulheres entregam seu poder para esses roteiros que elas aprenderam da sociedade e que ficam tentando desesperadamente seguir na própria vida.

Você sabe por que muitas mulheres estragam o seu bom humor quando o cabelo amanhece arrepiado pela manhã? Porque o cabelo arrepiado foge do *script* que elas formularam para o seu dia! A cobrança do roteiro perfeito chega a ser uma neurose silenciosa e doentia para a maioria das mulheres.

Se algo não sair conforme o *script* mental dela, ela se torna uma mulher louca e desesperada. Se uma senha de Facebook ou correio eletrônico não funcionar, ela entra em desespero. Se uma ligação que ela tanto espera acabar não acontecendo, isso estraga o seu humor. O seu estado emocional passa a flutuar muitas vezes de acordo com a presença ou não de determinado homem em sua vida, porque no *script* mental dela o casal estaria profundamente conectado desde sempre.

Olhe para a sua vida, amiga linda! Observe se você faz roteiros e se baseia a sua felicidade no cumprimento desse roteiro diário.

Se você olhou para a sua vida e percebeu neste momento que tem dificuldade de lidar com aquilo que não está perfeito e que dá errado saiba que as coisas não precisam sair perfeitas para que você seja feliz.

A diferença entre a maioria das mulheres e a mulher magnética e poderosa é que esta sabe que *scripts* estão sujeitos a falhar e que, se isso acontecer, ela tem confiança suficiente para saber lidar com as vicissitudes da vida.

A mulher magnética e poderosa diz a si própria: "O que temos para hoje? É com isso que vamos lutar". Ela sabe que o desespero, quanto mais o desespero por trivialidades da vida, não leva a nada.

Talvez você me diga: "Mas Van, a individualidade deve ser respeitada, e o que não é problema para você pode ser um grande problema para mim. Cada ser é um ser único".

Eu concordo contigo em que cada pessoa é única, mas você deve concordar comigo que uma mulher que deixa o seu dia ser enterrado porque o cabelo não está bom, porque o namorado não lhe mandou uma mensagem ou porque ela não entrou em um site porque uma senha não funcionou é uma mulher que não vai chegar muito longe!

Então, se você se pegar entrando em desespero ou com dó de si mesma, quero que você se sacuda e diga: "Mas o que é que estou fazendo? Eu não vou morrer! Chega, voltando agora mesmo ao meu centro de equilíbrio".

Acalme-se no seu dia a dia e tranquilize a sua mente. Se a sua mente se tranquilizar o seu bom senso poderá se manifestar. A mulher magnética tem bom senso, e como! Isso é o que a torna poderosa.

Se você quer viver uma vida poderosa, viva com equilíbrio. Uma mulher poderosa é poderosa precisamente porque tem um estado mental equilibrado.

Você é o tipo de mulher que oscila entre uma opinião e outra e por isso muda de ideia rapidamente? Você age quase sempre levada pela emoção? Você é daquele tipo de mulher que parece que está sempre desesperada e que se preocupa demasiadamente com a opinião alheia?

Se você for assim, procure meditar, fazer ioga e baixar o ritmo acelerado de qualquer pensamento que estoure como um vulcão, dominando tudo dentro de você.

E não, não estou lhe dizendo para ser uma pessoa zen, devagar quase parando! Você pode ser uma pessoa ocupada com muitos afazeres. Você pode ser falante e gesticular quanto quiser. Apenas raciocine de maneira equilibrada. Pense e depois fale.

Como já vimos, o primeiro passo para se tornar uma mulher magnética é se transformar numa mulher poderosa. E para ser poderosa você tem que ser uma mulher racional. Não seja fria, mas evite ser passional no seu dia a dia.

Seja passional só na cama. Em todos os outros momentos, tenha discernimento!

Não vou lhe dizer que uma mulher magnética e poderosa é uma mulher que atingiu o seu pleno crescimento emocional e que por isso ela age 100% das vezes de maneira equilibrada. Nem sempre isso acontecerá.

Mesmo uma mulher magnética e poderosa tem os seus momentos de vulnerabilidade.

Mesmo uma mulher magnética pode estar desmagnetizada, ou seja, com magnetismo baixo. Se ela se entregar ao desespero, se ela abandonar o racional, se ela mergulhar no turbilhão emocional em que a maioria das mulheres vive permanentemente, a energia dela vai mudar para pior e a frequência emocional dela vai minguar.

O saudoso pesquisador japonês Masaru Emoto demonstrou em livros, palestras e no filme imperdível *Quem Somos Nós?* que a estrutura molecular da água se transforma em função de estímulos externos.

Emoto demonstrou que se você pegar duas garrafas d'água, congelá-las e rotular uma com as palavras "AMOR E GRATIDÃO" e a outra com as palavras "ÓDIO E GUERRA", em pouco tempo, fotografias da estrutura molecular da água nessas garrafas mostrarão uma diferença gritante.

A água rotulada com as palavras "AMOR E GRATIDÃO" forma cristais maravilhosos semelhantes a flocos de neve. A água rotulada com as palavras "ÓDIO E GUERRA" não forma cristal nenhum.

Pense, amiga, que o corpo humano é composto de 70% de água! E que o cérebro humano às vezes é até 90% água! O que você acha que acontece com a sua água quando você se entrega a uma crise de depressão, ou de desespero, ou de dó de si mesma?

A mulher magnética e poderosa não é diferente de qualquer outra mulher. Se ela começar a pensar incessantemente em coisas que a deixam triste, desesperada e desequilibrada, sua energia, sua frequência vibracional mudará para pior e ela não conseguirá magnetizar nada bom para sua vida.

Muito pelo contrário: ela começará a magnetizar, ou seja, atrair para a própria vida pessoas e circunstâncias que estiverem vibrando na mesma baixa energia em que ela vibra quando está triste e desesperada.

Mas se a energia dela estiver equilibrada, a mulher magnética vira um ímã que magnetiza para sua vida as pessoas e circunstâncias que respondem aos seus anseios mais profundos.

Claro, a mulher magnética e poderosa pode se entregar ao desespero e ficar desmagnetizada. Mas ela logo percebe isso e reage, buscando magnetizar-se novamente. A diferença entre ela e uma mulher comum é que ela não fica assistindo ao seu próprio declínio de mãos atadas enquanto enxuga o canto dos olhos com lenços!

E você sabe como ela se magnetiza? Ela o faz buscando a sua recuperação emocional através da AÇÃO. Sim, ela age. Ela não se preocupa; ela se ocupa.

Ela começa a realizar ações que a fazem crescer como mulher.

Ainda que esteja num dia triste, uma mulher poderosa não para a sua vida para ouvir notícias degradantes nem fofocas. Ela não permite que o tempo da sua vida seja perdido com assuntos inúteis.

Ela deliberadamente se afasta de pessoas que têm o foco em fofocas ou trivialidades. Ela não se deixa absorver por notícias negativas de tragédias. Nos momentos em que está triste ela não assiste a filmes dramáticos nem escuta músicas tristes.

Espero que você comece a agir assim, por esses pequenos passos. Comece por eles, porque daí os grandes passos serão mais fáceis. Você precisa aprender a se policiar em pequenas mudanças de hábitos para chegar a grandes transformações na sua vida.

Como se diz, pessoas pequenas discutem pessoas. Pessoas medianas discutem coisas e pessoas grandes discutem ideias. Qual é mesmo o tamanho da mulher que você escolheu ser?

Você admira mulheres que perdem tempo falando da vida dos outros? Você admira mulheres que sentem pena de si mesmas? Você admira mulheres que causam intrigas e que vivem falando mal dos outros ou que só falam de trivialidades?

Se você não as admira, então não fique no mesmo círculo que elas. Se as suas amigas são assim, então é hora de trocar de amizades.

Não se preocupe em dar tchau para elas hoje, porque esse afastamento ocorrerá de forma natural. Você vai ler este livro, se conscientizar de muitas coisas e a sua faixa mental será outra. O seu desejo de estar com elas vai sumir espontaneamente, porque vocês não terão mais sintonia uma com a outra. Então a vontade de estar juntas irá sumir e cada qual seguirá por um caminho.

Seja o modelo de pessoa que você gostaria de seguir. Aliás, escolha um modelo para a sua vida! Isso é extremamente saudável e positivo. Crescemos quando nos espelhamos em pessoas que estão onde queremos estar.

Você quer ser uma mulher poderosa? Espelhe-se em pessoas que foram ou que são poderosas.

Eu também tenho meus modelos: Joana D'Arc e Albert Einstein. Tenha os seus, amiga, e se inspire naquilo que é maior que você, para que você cresça.

Então preciso que você tenha orgulho de si mesma! Que você olhe para si e goste de si mesma cada dia mais.

Amiga linda, mulheres poderosas SE AMAM!

E é aqui que eu gostaria de chegar: na sua autoconquista.

Você começa a se tornar poderosa quando realiza a autoconquista. Só depois que você conquistar a si mesma é que poderá conquistar os outros. Ao conquistar os outros, você se tornará uma mulher sedutora. E só depois de você se tornar poderosa e sedutora é que estará alicerçada para se tornar uma deusa do sexo. Só existe deusa do sexo em mulheres que são seguras de si.

Essa é a tríade da mulher magnética: ela é poderosa, ela é sedutora e ela é uma deusa do sexo. Tudo isso numa só mulher. Por isso dividi este livro em três capítulos, que na verdade são as três etapas pelas quais você precisa passar para se tornar uma mulher magnética.

Com este livro você vai aprender a se redescobrir como uma mulher poderosa, a se transformar em uma mulher sedutora e a se realizar como uma deusa do sexo, exercendo assim todo o magnetismo do seu poder feminino sobre os homens e sobre o mundo.

E vamos fazer muitas SUPER ações juntas aqui, amiga: vamos superar os seus traumas, os seus tabus, vamos superar os seus limites e superar os seus medos. SUPERAÇÃO, no sentido de ação forte, decidida e repetida na direção dos seus objetivos, é a sua palavra-chave para hoje e para sempre.

Toda mulher poderosa supera algo e alguém. E, em primeiro lugar, a mulher poderosa supera a si mesma.

Exercício 1

Como nosso primeiro exercício da etapa poderosa, em que vamos dar o primeiro passo para que você se torne uma mulher magnética, você vai escrever no seu espelho o seguinte:

Eu sou poderosa
Eu sou sexy
Eu sou sedutora
Eu sou linda
Eu sou maravilhosa
Eu sou inteligente
Eu sou demais

Você vai colocar todos os adjetivos que quiser após as palavras "Eu Sou".

Vamos logo nos acostumar com todos esses elogios, porque daqui para a frente a autoestima elevada será a sua realidade.

Você não deve ter vergonha de se amar, nem deixar de fazer isso porque um dia lhe passaram a mensagem de que você deve ser uma pessoa humilde. Lembre-se de que humildade nada tem a ver com ausência de amor-próprio!

Dane-se se alguém da sua família vir os elogios no espelho. Habitue-se a dizer "SIM, EU SOU MARAVILHOSA MESMO! ESCREVI ISSO E PENSO ISSO DE MIM".

Neste livro você vai aprender a ser autêntica. E a partir de hoje, quando alguém lhe fizer algum elogio, diga: "Obrigada!". Nunca mais tente convencer a pessoa que a elogiou de que ela está equivocada, de que você não é tudo isso.

Se recebeu um elogio, o que você faz, amiga linda? Sorri e agradece! Isso mesmo. Já vá se acostumando, porque toda mulher poderosa aceita receber elogios.

Se não houver um espelho principal na sua casa onde você possa escrever, vale a pena colocar essas frases num papel na cabeceira da sua cama; o importante é você acordar e ver uma e outra vez o que está escrito para que aos poucos todas aquelas verdades entrem no seu subconsciente e isso comece a fazer a diferença na sua vida.

Eu te afirmo com toda a certeza que chegará um momento em que todas aquelas palavras terão entrado em você de maneira profunda, da mesma forma como elas também entraram um dia em mim e me ajudaram aos poucos a modificar a forma como eu me via.

Todos os dias, durante mais de um ano, eu olhava para o meu espelho quando levantava e via não só a minha imagem como também aquelas palavras me dando força e me ajudando a recuperar a autoestima. Se funcionou para mim, vai funcionar para você também.

Se você quiser ver um vídeo que gravei para você sobre como fiz esse exercício, visite o site <http://mulhermagnetica.com.br/leitoras.html> e clique no vídeo 1, com o título "Poderosa". Aliás, nesse site dedicado às leitoras deste livro você encontrará diversos outros vídeos que fiz para que você entenda melhor o processo para se transformar numa mulher magnética.

Combater a sua baixa autoestima é essencial para que você se reconheça como uma mulher poderosa. O primeiro passo para reconstruir a sua baixa autoestima é entender de onde ela vem e como ela age em você.

De onde vem a sua baixa autoestima?

Quero muito que você perceba que a imagem que você tem de si mesma não é fruto dos seus próprios pensamentos, e sim dos condicionamentos que você recebeu das pessoas à sua volta e do mundo.

Ou seja, o que você pensa hoje de si mesma tem mais a ver com o que os outros pensaram ou falaram de você e com o que você imagina que eles acham de você do que com o que você realmente sabe sobre si mesma.

Crescemos ouvindo uma infinidade de bobagens e inverdades sobre a nossa capacidade, a nossa personalidade e a nossa aparência física.

Detalhe: na infância ouvimos quase sempre opiniões negativas de pessoas que estão próximas a nós. Como se não bastasse, essas pessoas são muitas vezes aquelas que mais amamos na vida. São nossos pais, a nossa professora da escola, a nossa vizinha, aquela tia que tanto admiramos, entre outros adultos à nossa volta. A opinião dessas pessoas tem um peso grande sobre nós.

Não fique imaginando que essas pessoas deliberadamente escolheram palavras duras para lhe falar com o objetivo de machucá-la e que calcularam friamente destruir o seu lado emocional durante a infância e a adolescência, minando aos poucos a sua autoconfiança.

Saiba que isso quase nunca acontece. O que se passa é que os adultos são autoridade em nossa vida, e quanto mais novos formos maior é a imagem de autoridade que temos deles.

Além disso, os adultos de determinada época foram criados em uma cultura segundo a qual é parte da função dos pais castigar, ser rígido e tentar manter os filhos na linha a fim de que não cresçam "indisciplinados". Nessa cultura os pais pensam que é melhor corrigir os filhos na infância com palavras ou palmadas do que correr o risco de que os filhos sofram quando adultos. Afinal, o mundo não perdoa!

Acredite, os pais fazem tudo isso por amor. Quase todas as vezes que a sua mãe a ofendeu quando você era criança, ela o fez querendo chamar a sua atenção para que você agisse da maneira certa. A intenção dela não era acabar com a sua autoestima. A intenção era boa. Ela só não sabia que estava lhe passando a mensagem da maneira errada e contaminando sua mente.

A grande maioria dos adultos critica as crianças acreditando que elas vão aprender pela crítica. Só que eles se esquecem de que receber uma crítica é algo de que nem mesmo os adultos gostam, quanto mais as crianças.

Então o fato de sua professora ter dito que você era burra tinha para ela outra conotação. Ela achava que você se sentiria estimulada a fazer de forma diferente se deixasse transparecer a sua insatisfação como professora.

Quando seus pais a comparavam a outros adolescentes e faziam questionamentos sobre por que você não era como fulana, na verdade eles estavam querendo lhe mostrar um modelo a seguir. Só que não foi dessa forma que você interpretou. Na verdade você achou que eles não a amavam e que você era uma decepção para eles.

Seu cérebro, ainda indefeso e em fase de formação da personalidade, captou e armazenou no subconsciente essas informações como sendo verdadeiras. Afinal, desde que nasceu você entendeu que os adultos são autoridade e que, portanto, o que eles dizem é a verdade e que eles estabelecem as regras que regem a sua vida.

Ou talvez você tenha morado numa casa onde os adultos tinham muitos problemas, eram mal resolvidos. Um adulto frustrado que cresceu na ignorância e foi educado de maneira errada irá, inevitavelmente, sem perceber, descontar toda a sua ira, tristeza e fúria naqueles que são menores e mais vulneráveis.

Ou seja, vai sobrar para as crianças. É como se a criança fosse um balde em que o adulto despeja a sua agonia, aliviando-se momentaneamente. E, como descarregar causa alívio, o adulto não demorará muito a repetir a dose.

Nas gerações passadas a educação se dava com base no medo, e quase sempre os adultos educam da maneira como foram educados.

Por isso, existe uma boa probabilidade de você ter crescido amedrontada por pais que também foram amedrontados por avós que também foram amedrontados quando crianças.

Se o medo é uma de suas características, então devo lhe dizer que temos aí uma possível explicação para a raiz dele. Há, claro, outras explicações, como abusos, traumas por acidentes ou outras causas aparentemente menores, como ter assistido a muitos filmes de terror na infância ou ouvido histórias trágicas. No fundo, a causa específica não muda nem ameniza o resultado: a baixa autoestima.

Aquela criança que foi agredida emocionalmente na infância ainda tem que atravessar uma fase difícil, que é a adolescência.

Na adolescência quase sempre surgem os amores não correspondidos e a tentativa de ser como os nossos ídolos, os quais tomamos como modelos para a nossa vida. Eles são tão inatingíveis e perfeitos que muitas vezes nos torturamos tentando chegar o mais perto possível do que eles são, sem muito sucesso.

Nossos ídolos musicais e do cinema são pintados por nós e pela mídia de uma forma tão mágica que ao olharmos para as nossas vidas é inevitável que façamos comparações e achemos que o que temos em nossas mãos para viver é sem graça. Aí está uma das raízes da baixa autoestima e do desinteresse na própria vida.

Agora me responda, amiga linda: como você espera que seja a autoestima de alguém que passou por isso e se tornou uma adulta? Como seria a autoimagem dela?

Bem, não podemos esperar por nenhuma maravilha. Essa criança vai crescer e se tornar uma mulher com baixíssima autoestima.

Por que há tanta gente no mundo com problemas de amor-próprio? Porque com tanta informação negativa que se recebe em doses homeopáticas nos primeiros anos de formação da personalidade é quase impossível crescer forte!

O pior veneno que você pode tomar é o veneno a conta-gotas. Ao ser envenenada aos poucos, você não consegue descobrir a causa. Você passa a achar que estar doente é o seu estado natural e você se acostuma a esse estado emocional fragilizado.

Sei que agora você quer me perguntar: "Mas Van, isso tem solução? O que fazer? Alguém se recupera?".

Amiga, tem solução, sim! Eu sou a prova viva da total recuperação. Há muito que você pode fazer por si mesma.

Provavelmente você já conhece a minha história, e se não conhece eu escrevi um livro sobre ela, chamado *O Diário de Marise*, que se tornou um best-seller. Não conto essa história na tentativa de buscar algum aplauso ou compaixão. Conto a minha história para mostrar que mesmo se você foi uma criança reprimida e uma adolescente com problemas, você pode, sim, se tornar uma adulta bem resolvida, determinada e sem medo!

Se você me conhecesse há vinte anos, jamais diria que algum dia eu fui aquela jovem instável emocionalmente, com autoestima nula e com medo até de expressar opinião.

Se eu pude, amiga linda, você também pode!

Vou sempre lhe repetir isso porque é uma grande verdade e é também uma maneira de aprender a encarar a vida. Essa atitude vai ajudá-la a realizar muitas conquistas profissionais e pessoais. Sempre que você olhar para uma pessoa de sucesso, diga a si mesma: "Se ela pode, eu também posso!".

Essa atitude não é nem de inveja nem de querer tomar o lugar de outro. Simplesmente é uma atitude de seguir modelos bem-sucedidos. E esse é um dos segredos para prosperar na vida.

Como curar a sua baixa autoestima
Para começar a curar a sua autoestima você precisa perdoar os que a agrediram emocionalmente e até fisicamente. Veja-os como pessoas que não sabiam o que estavam fazendo. Veja-os como crianças que tentavam acertar sem ter muita noção da vida.

De que adianta alimentar raiva? Isso não ajuda em nada.

Não sou o tipo de pessoa boazinha que acha que tem de perdoar a tudo e a todos. Mas sei que enxergar todos esses adultos que lhe fizeram mal como crianças vai ajudá-la a entendê-los e a ver os danos que lhe causaram sob uma nova ótica.

Liberte-se das mágoas do passado ao enxergar tudo com discernimento. A nossa palavra-chave é cura! Uma revolta sem lucro não nos interessa.

Sentir raiva não é necessariamente algo ruim. Não quero que você se abstenha desse sentimento. Aliás, a raiva pode revolucionar a vida de uma pessoa. Por exemplo, você pode sentir tanta raiva de uma determinada situação de abuso que num belo dia você resolve virar a mesa, dar no pé e recomeçar.

Sentir essa raiva pode ser a melhor coisa que já lhe aconteceu. No entanto, sentir raiva por causa dos traumas emocionais produzidos pela sua criação não muda em nada a vida, a menos que até hoje você esteja sendo castigada emocionalmente por seus pais, em um ciclo vicioso sem fim.

Nesse caso, liberte-se deles sem remorso e mantenha-se longe. Mas se hoje eles são legais com você, então perdoe-os e veja-os como combinamos: como crianças, assim como você um dia foi.

Se você tem filhos, saiba que não há como adivinhar a fórmula da criação perfeita. Essa fórmula não existe, porque somos seres em constante aperfeiçoamento. Nossos filhos não vêm com manual de funcionamento e nós não fazemos curso preparatório para saber lidar com mamadeiras, fraldas, fases da infância e o lado psicoemocional de um ser humano em desenvolvimento. Então não vamos cobrar tanto de nossos antecessores.

E mesmo que você tenha tido a sabedoria de fazer diferente do que seus pais fizeram, lembre que você também comete erros, embora ache que não. Ser uma adulta bem resolvida é a arte de resolver os problemas que nossos pais criaram em nós.

Como uma mulher poderosa em transformação, você vai procurar resolver esses problemas emocionais que se originaram na sua criação em vez de se lamentar e ficar de braços cruzados. Você vai ficar sem fazer nada porque pensa que não é sua obrigação resolver os problemas que outros criaram em você?

Lógico que não! A partir de agora você e mais ninguém é responsável por ser quem é. Agora você vai empreender o processo inverso do envenenamento. Você já identificou a fonte da sua contaminação. Então não beba mais dela!

Agora você vai tomar a conta-gotas uma dose de antídoto até atingir a sua cura.

Como você vai fazer isso na prática?

Se alguém diz algo sobre você que a incomoda, imediatamente você vai pensar que essa pessoa não é autoridade na sua vida. Você vai se lembrar de que é você quem tem poder sobre si e que só você determina quem você é e do que é capaz.

Fale, em voz firme, em tom baixo e sem alterar em nenhum momento o tom de voz que ninguém tem direito de se dirigir a você determinando verdades. O tom de voz firme assusta e impõe respeito, ainda mais quando parte de alguém que não ousava falar nada. É assim que você vai começar a se impor e a mudar a visão que os outros têm de você. Se você não ousar abrir a boca e se impor, nada vai mudar à sua volta.

Você não vai se impor porque se importa com o que os outros pensam de você. Você vai fazê-lo porque quer impor limites e exigir respeito no seu dia a dia. Você não vai mais deixar que pessoas abusadas continuem magoando-a porque não reage.

Você quer ouvir absurdos a seu respeito pelo resto da vida, magoando-se e engolindo sapos? Não? Então, pulso firme, amiga! Precisamos mudar essa complacência toda. Chega de tanta bondade com o mundo enquanto você passa por maus lençóis emocionais.

Abrir a boca previne doenças físicas, sabia? Você só tem a ganhar. Imponha-se! Crie essa vontade de dizer e cumpra o seu desejo. É um presente que você dá a si mesma. Mandar alguém ou alguma situação à merda é algo fantástico e glorioso!

Quando você ousar colocar limites em certos tipos de opinião sobre a sua pessoa, gente imbecil vai soltar frases como: "Fulana não aceita verdades!".

Ria dessas pessoas na cara e diga: "As minhas verdades sou eu que faço. Fique com as suas para você!". Não olhe para a pessoa. Não lhe dirija a palavra. Mostre o seu descontentamento e deixe claro que você não faz questão de contato.

Quando você exige que os outros a respeitem, você está se respeitando. Tudo o que você precisa fazer é abrir a sua boca pela primeira vez. Você verá que um clarão se abrirá à sua frente e não será tão difícil assim se impor nas próximas vezes.

Na primeira vez a sua voz vai tremer. Você vai sentir medo e quase vai desistir. Quero que tire a força poderosa que está dormindo em você e a faça surgir como uma erupção, esparramando coragem por toda a sua vida.

Faça isso com todo mundo que se impor sobre você. Diga: "Eu não sou assim e não o autorizo a se dirigir à minha pessoa dessa forma".

Se essas pessoas ainda insistirem em se impor sobre você, afaste-se delas, elimine-as de sua vida sem ter a menor pena ou sombra de dúvida. O maior compromisso que você tem é consigo mesma. Você tem o dever de se proteger do que não lhe faz bem.

A partir de agora você também vai deixar de se comparar aos outros. A mulher magnética se compara somente a si mesma. O seu ponto de referência não são os outros; é você!

Qualquer comparação é desgaste de energia e, portanto, perda de tempo. Quem fica se comparando aos outros fica doente emocionalmente, porque neste planeta não estamos competindo uns com os outros para ver quem chega na frente e quem é pior ou melhor. Há espaço para todos no paraíso. Então, se você se pegar na comparação com os outros, coloque um freio no seu raciocínio, pois está indo pelo caminho errado.

Junto com essa nova postura mais solta e decidida, comece a fazer todos os dias coisas boas por si mesma. Isso não tem que custar muito dinheiro. Compre um livro de que gosta. Use um batom. Vá ao cinema. Procure uma promoção de massagem relaxante. Vá a uma igreja! Por que não? Há quanto tempo você não faz algo para si mesma?

A cura emocional ou de qualquer doença nunca vem de uma única ação, e sim de um conjunto de ações tomadas simultaneamente. Por exemplo, quem quer se curar de um câncer se submete a quimioterapia, pratica ioga, cuida da alimentação, faz psicoterapia e tudo aquilo que estiver ao alcance para se curar.

Foi assim que, no meu dia a dia, ao longo de vários meses, realizei várias ações como forma de me presentear diariamente. Aos poucos fui ficando mais animada e fui mudando o meu astral.

Nada é como um passe de mágica. O caminho da cura existe, mas precisamos empreendê-lo gradualmente, fazendo pequenas coisas para nós mesmas.

A mente positiva da mulher magnética
Você quer mesmo mudar?
Há mulheres que dizem que querem mudar, mas no fundo não querem. Mudar dá trabalho! Vai ter de pôr em prática.

Você pode *querer* mudar qualquer dia, mas só pode mudar de verdade *agora*.

Você quer mudar de verdade?

Responda para si mesma, amiga! Se a resposta for sim, então vou lhe dar uma poderosa ferramenta de mudança.

Vou lhe ensinar novos padrões de pensamento a fim de que você se liberte de todas as suas crenças negativas e troque-as por crenças positivas. A sua mente pode libertá-la ou aprisioná-la. A solução dos seus problemas está na sua mente!

A maioria das pessoas pensa que o seu mundo interno é o reflexo do que acontece no seu mundo externo. Elas estão erradas. Tenho plena certeza de que o que pensamos constrói nosso mundo externo.

Se você está à espera de algum acontecimento para começar a mudar, você vai morrer sentada esperando. Para mudar a sua vida você precisa resolver mudar.

Toda mudança começa com a mudança da sua mentalidade. Ao mudar a sua mentalidade, você cria uma sequência de causa e efeito semelhante ao que acontece quando você joga uma pedrinha em um lago. As pequenas ondas vão se espalhando cada vez mais, a partir do ponto em que a pedrinha caiu.

Veja como funciona essa dinâmica de causa e efeito. O que você pensa gera as suas emoções. Essas emoções agem sobre o seu corpo físico e mudam a sua energia. A sua energia atinge e influencia as pessoas mais próximas à sua volta. Essas pessoas acabam influenciando outras pessoas e as ondas de causa e efeito continuam se espalhando.

É por isso que as pessoas falam do efeito borboleta. Elas sabem que o leve bater de asas de uma borboleta pode causar um tufão do outro lado do mundo.

Tudo isso lhe parece um exagero? Não é exagero nenhum! Você vivencia isso o tempo todo, só que ainda não se deu conta.

Mahatma Gandhi teve um simples pensamento, uma boa vontade, sentou em uma cadeira e começou a escrever com a intenção de divulgar a sua ideia da não violência. Essa simples ideia virou um movimento que mudou para sempre as vidas de mais de um bilhão de pessoas que habitam este planeta. E por onde começou tudo isso? Por um leve pensamento.

Qualquer ação suave pode ser capaz de uma grande transformação ou de uma grande destruição.

Não é exagero, amiga! Precisamos ter consciência do poder dos nossos atos e dos nossos pensamentos.

Se um pensamento seguido de uma ação tem o poder de mudar o mundo, imagine a grande revolução que você pode fazer na sua vida ao mudar os seus pensamentos!

A equação da transformação pessoal que você precisa colocar em prática na sua vida é: PENSAMENTO PODEROSO + SUPER AÇÃO = TRANSFORMAÇÃO.

O que é um pensamento poderoso? É aquele pensado por uma mulher poderosa. Não é um pensamento cheio de dúvida. Não é um pensamento mais ou menos. Não é um pensamento hipotético. Não é um pensamento negativo. É um pensamento decidido, positivo e seguro.

O que é a SUPER ação? É a ação turbinada da mulher poderosa. Ela não age titubeante. Ela não desiste se não atinge o objetivo na primeira vez. Ela age e continua agindo de maneira forte, confiante e decidida.

Se você passar a ter pensamentos poderosos, e se esses pensamentos poderosos se tornarem SUPER ações, você vai se transformar, amiga linda!

Acompanhe comigo o raciocínio.

A matéria é energia e essa energia circunda a nossa vida. O seu pensamento é energia. As suas ações são energia. Talvez você não acredite naquilo que não vê. Bem, somos envoltos por um mar de energia, tanto quanto os peixes estão envoltos pelo oceano. A questão é: será que os peixes percebem isso? O fato é que, quer eles percebam, quer não, o mar está em volta deles.

E, como tudo o que existe é interligado por energia, a energia dos seus pensamentos e das suas ações se reflete no seu ambiente e, consequentemente, no mundo. Uma vez que estamos conectados ao mundo por essa energia, uma hora a energia dos nossos pensamentos e das nossas ações volta para nós, num movimento cíclico. Por isso dizemos que o universo devolve.

Amiga linda, pergunte-se: o que você está colocando no universo com os seus pensamentos e ações?

Já aconteceu com você de viver um momento na mente e pouco depois viver esse momento na realidade? Isso me aconteceu várias vezes, e cheguei a ponto de pensar que era algum grau de vidência.

Por exemplo, eu devia ter uns 15 anos e me imaginava sendo entrevistada pelo Jô Soares. Naquela época pensava em mim como uma inútil, como alguém sem talento ou função na vida. Mas assistia a algumas entrevistas do Jô na TV e pensava: esse cara ainda vai me entrevistar. Eis que um dia me vejo sentada no programa dele!

Uma vez vi uma propaganda em uma revista com uma mulher de cabelos ruivos. Minha mãe não queria que eu os pintasse. Ainda era uma pré-adolescente e pensei: "Esse é o cabelo que terei quando for adulta".

Adivinhe qual foi a minha surpresa quando um dia, já adulta, me olhei no espelho e me deparei com a mesma posição e mesmo corte que havia visto no modelo da propaganda!

Talvez você pense que isso seja uma bobagem, mas aconteceram tantas coisas semelhantes na minha vida que não posso dizer que é coincidência.

Em 13 de agosto de 1988, aos 12 anos de idade, escrevi no meu diário que naquele dia eu havia tido uma ideia e tomado a decisão de que quando eu crescesse eu seria uma escritora.

Eu escrevi exatamente isso e mostrei essa página do diário no meu filme *Mulher Magnética*.

Quando escrevi essa afirmação ali, no meu quarto de criança, eu tinha vontade de fato de ser escritora. Depois, por algum motivo, me esqueci totalmente da minha intenção. Essa lembrança estava apagada na minha memória até há bem pouco tempo, quando minha filha encontrou o meu diário no sótão da casa da minha mãe e o trouxe para que eu relesse. Qual não foi minha surpresa quando encontrei o registro daquele dia!

E tem mais: antes de publicar o meu primeiro livro, fiz um cartaz enorme com o mapa-múndi, colei diversos livros pequenos espalhados nesse mapa e imaginei que o livro seria publicado em vários países.

No site <http://mulhermagnetica.com.br/leitoras.html>, que criei para leitoras deste livro, você pode ver o que fiz com esse mapa-múndi no vídeo 1, cujo título é "Poderosa".

Também me imaginei diversas vezes participando de programas na TV antes mesmo de ter publicado o livro. E não é que pouco tempo depois de lançar o livro fui chamada para participar do *Superpop*? E não é que depois eu fui várias vezes por mês ao programa *Mulheres*, da TV Gazeta, em São Paulo?

Aprendi na minha vida a idealizar as coisas como elas deveriam ser. Aprendi que se você idealizá-las e vivenciá-las na imaginação, elas acabam acontecendo. Ou seja, aprendi que os meus pensamentos acabam se realizando.

Agora talvez você esteja se perguntando qual seria o mecanismo misterioso que faz com que os nossos pensamentos se concretizem.

Amiga linda, a resposta é bem simples: esse mecanismo se chama ação!

Não é premonição, é ação! E toda ação começa com um pensamento. Vou lhe dar provas que me fazem ter certeza absoluta de que o destino não está traçado e que podemos alterar o curso da nossa vida somente pelo poder da mente e da ação a qualquer momento.

Eu jogo pôquer. Descobri que o pôquer tem mais a ver com a mente do que eu já imaginava, mas de uma maneira que vai além do raciocínio. O pôquer tem tudo a ver com o pensamento e a energia que emana da nossa mente.

Às vezes, quando estou jogando, baixo a frequência dos meus pensamentos e começo a ficar triste porque perdi algumas fichas em uma jogada errada ou numa aposta contra um jogador que tinha cartas melhores que eu. Logo começo a pensar que serei eliminada ao perder todas as fichas.

E sabe o que acontece? Perco mais ainda! Depois começo a pensar de uma maneira mais positiva e digo a mim mesma: "Calma, Vanessa, você vai recuperar as suas fichas rapidinho. Já virão cartas excelentes!". Sabe o que acontece? Começo a ganhar!

Parece que as cartas boas simplesmente começam a vir. É incrível! Aplico blefes e vejo o meu jogador rival parado pensando se deve acreditar em mim e desistir da aposta. Começo a mentalizar o seguinte comando: "Desiste, desiste, desiste, já desistiu, desistiu, largou as cartas, vai, vai, vai, larga essas cartas!". E o que se passa? Na grande maioria das vezes, ele larga!

Isso é incrível! Não só temos poder para alterar o mundo à nossa volta segundo os nossos pensamentos, como também podemos alterar o estado de uma pessoa ao mudar a nossa energia e o nosso pensamento e direcioná-los a essa pessoa!

Amiga linda, antes de você começar a mentalizar o comando de que o homem que você ama lhe escreva uma declaração de amor AGORA no WhatsApp, entenda bem o que estou dizendo.

O mecanismo que faz com que os nossos pensamentos se manifestem é a ação – não só a ação: a SUPER ação, ou seja a ação forte, decidida e repetida.

Entenda bem que no pôquer eu não deixo nunca de agir

enquanto estou mentalizando a desistência do meu rival. Eu aplico blefes. Finjo que tenho cartas ruins. Faço apostas baixas que fazem os outros pensarem que não tenho cartas tão boas assim. Faço cálculos matemáticos para determinar a probabilidade de que as minhas cartas sejam as vencedoras.

Mas eu só consigo agir de forma tão forte e decidida porque os meus pensamentos nesse momento são poderosos. Não tenho dúvidas. Estou em paz. Estou plenamente convencida da minha estratégia e da minha capacidade de vitória. E por isso consigo agir com força e decisão.

Quando estou nervosa, pensando que serei eliminada, não consigo agir. Os nervos me impedem até de calcular corretamente as minhas possibilidades de vitória. Nesse estado emocional ruim, não consigo aplicar blefes convincentes nem pensar em estratégias vencedoras. Com o pensamento enfraquecido pela dúvida e pelo nervosismo, é impossível realizar a SUPER ação.

Você influencia os outros com a sua energia, mas também é influenciada pela energia dos outros.

Encare a energia do pensamento negativo como uma doença! Se uma doença atinge você e seu corpo está debilitado, você fica doente. Mas se o seu corpo está forte você permanece saudável e a doença não afeta você. Ou seja, se você estiver num estado mental de confiança e tranquilidade e estiver nutrindo pensamentos poderosos, você estará protegida.

É por isso que algumas pessoas são mais suscetíveis que outras ao chamado olho gordo. Se o seu estado mental estiver enfraquecido, você vai afirmar que o olho gordo pega em você. Ao fazer essa afirmação, você estará decidindo que assim será!

Há mulheres que dizem: "Perdi o meu namorado de tanto olho gordo! O salto do meu sapato lindo quebrou por causa de olho gordo! Bati o meu carro por causa de olho gordo!"

Há mulheres que dizem: "Eu não acredito em macumba nem em olho gordo. Isso não existe!".

Henry Ford, inventor do automóvel, disse: "Se você pensa

que pode ou se pensa que não pode, de qualquer forma você está certo". Nesse caso eu digo: "Se você pensa que é ou se pensa que não, você está certa!".

Amiga, você quer acreditar no poder do olho gordo? Então esse poder influenciará a sua vida. Ou você quer acreditar em si mesma?

Se a energia do pensamento negativo direcionado, também conhecido como a famosa inveja, sempre funcionasse, sem que houvesse proteção ou meio de frear sua manifestação, mulheres como Shakira, Beyoncé, Ivete Sangalo, Cátia Fonseca e Ana Maria Braga estariam na lama! Mas não, elas estão de pé, fazendo o que querem das suas vidas porque sabem que o que determina as suas vidas é o seu estado mental, e não o estado mental dos outros!

Quando você entende que a sua mente é poderosa e que ela cria o seu futuro, você passa a assumir o seu poder de mulher. E quando você age alicerçada nesse poder, você começa a transformar a sua vida.

Não há dúvida nenhuma de que Jesus Cristo transformou a humanidade. Mais de dois mil anos após a sua morte, bilhões de seres humanos regem as suas vidas pelos ensinamentos de um carpinteiro nazareno que mudou o mundo.

Convenhamos, amiga linda: Jesus Cristo tinha pensamento poderoso e poder de SUPER ação, e com isso ele transformou a vida de nações inteiras.

Sabe como Jesus Cristo cumprimentava as pessoas? Ele dizia: "A paz do Senhor esteja convosco". Pense bem, amiga linda: antes de falar com alguém, Jesus desejava-lhe a paz! Dito de outra forma, Jesus direcionava o pensamento positivo às pessoas com quem ele falava.

Por que ele fazia isso? Por que ele sabia que não adianta conversar e não adianta fazer nada se você não estiver em paz! E ele também sabia que uma pessoa que não está em paz, que estiver com pensamentos negativos, contagia as pessoas à sua volta. Por isso, antes de qualquer coisa, Jesus invocava a paz.

Amiga, quantas vezes você age em estado de paz? E quantas vezes você age em estado de desespero? Quando você obtém melhores resultados? Quando está nervosa e desesperada ou quando está em paz?

A paz esteja com você, amiga linda!

Ao ler este livro, você precisa apagar maus pensamentos e alimentar bons pensamentos. Pense que tudo vai dar certo, que este livro vai mudar a sua vida por completo e que as portas irão se abrir para você.

Acredite com força! Lute contra qualquer pensamento contrário! E os pensamentos contrários virão, amiga linda.

Lembro-me de uma história do bilionário norte-americano Donald Trump, cujo programa, *The Apprentice*, foi adaptado no Brasil com o título *O Aprendiz*.

Trump processou um jornalista que havia escrito que a sua fortuna de 7 bilhões de dólares na verdade era bem menor. No decorrer desse processo, ele foi questionado por ter utilizado um discurso de vendas otimista demais na tentativa de convencer compradores de apartamentos em um prédio que ele estava construindo em Chicago. Ele teria exagerado o potencial do projeto. A resposta dele, ao ser questionado a respeito por um advogado, foi mais ou menos assim: "O que vou dizer? Que estou em dúvida? Que não sei se vai dar certo?".

Independentemente do que você achar de Donald Trump, é inegável que ele entende o poder do pensamento. Ele não se permite pensar de forma negativa. Será que isso o ajudou a virar bilionário?

E você, amiga linda? Você corta qualquer pensamento negativo? Ou você fica no Facebook lendo e escrevendo fofocas e coisas negativas?

Aí você me diz: "Vanessa! Tudo isso estou sabendo. Agora, como uso isso para me tornar mais magnética e atrair pessoas e coisas boas para minha vida? Como uso isso para ter um relacionamento saudável, atrair amigos leais e tudo aquilo que eu desejar sem ter medo de que não dará certo?".

O que você vai fazer é apagar a memória seletiva da sua mente. Memória seletiva é um processo mental de armazenamento de informações do que já lhe aconteceu. Esse processo se manifesta em você de forma automática quando você precisa desses registros para sua sobrevivência física e emocional.

Suponhamos que você tenha sofrido uma decepção amorosa. Você chorou, ficou abatida, emagreceu e sentiu-se desestimulada a continuar a vida. Depois entrou num processo lento e sofrido de recuperação, até que se restabeleceu.

Onde entra a memória seletiva? Pelo mecanismo da memória seletiva, o seu cérebro terá guardado a informação de que o amor a machucou. Mesmo recuperada, você terá o registro dessa mágoa armazenado na sua memória seletiva.

A vida continua e eis que surge outra possibilidade de relacionamento. Porventura esse novo relacionamento também acaba não dando certo e você entra novamente em todo aquele processo dolorido e lento de recuperação. O seu cérebro guarda essa informação.

O mesmo processo se repete algumas vezes, porque é normal darmos mais errado do que certo nos relacionamentos. Afinal, no mundo existem muito mais pessoas que não são compatíveis conosco do que as que são. Por isso, se você quer dar certo no amor, tem de estar disposta a tentar mais vezes, até encontrar a pessoa certa para você.

Só que nesse meio-tempo a sua memória seletiva começa a entrar em ação e, toda vez que vai iniciar um relacionamento, você ouve: "O amor machuca. Não vai dar certo!".

O que foi que falamos agora há pouco? Falamos que se você determina antecipadamente que algo não vai dar certo, então não vai dar mesmo. Por mais que você fique eufórica ao conhecer um homem e se sinta apaixonada e feliz, o seu subconsciente, que é onde a memória seletiva está guardadinha, fica dizendo: "Não vai dar certo e você vai se machucar! Vai demorar meses para parar de sofrer. O amor nunca dá certo! O amor machuca!".

E se você gosta de autopiedade e de autovitimização, você ainda se dirá: "Dá certo para os outros, menos para mim. Alguma coisa ali na frente estragará tudo e vou ficar sozinha".

Você vai emanar essa visão ao universo e vai se permitir esse pensamento negativo no mais profundo do seu ser. E você vai ver as suas amigas aos beijos com outros homens, saindo para jantares e sendo paqueradas, enquanto você continuará sozinha.

Como poderia ser diferente, se é esse o pensamento que a memória seletiva depositou no seu subconsciente?

Será que poderia ser diferente? Você pode mudar a sua memória seletiva?

Sim, amiga, você pode e deve fazer uma limpeza na sua memória seletiva. Faça uma limpeza emocional a fim de limpar o seu subconsciente de resíduos negativos e desatar os seus nós emocionais. Apague a sua memória seletiva negativa e deixe somente a positiva!

No curso *Mulher Magnética: 30 dias para transformar a sua vida* há um exercício interativo em áudio para limpar a memória seletiva negativa e acelerar o trabalho de cura da autoestima.

No entanto, antes de mais nada, você precisa entender a limpeza da memória seletiva. A única forma de apagar um registro da memória é pela repetição da informação oposta.

Na prática, esse processo funciona da seguinte forma. Se você repetir incessantemente o pensamento "o amor dá certo. O amor dá certo. O amor dá certo!", você aos poucos anulará as informações antigas. Sim, a memória seletiva é uma máquina de repetir, repetir e repetir uma informação largada no seu subconsciente.

Você não vai conseguir apagar os registros da memória seletiva com a simples constatação de que os registros contêm informações falsas. Você pode saber que o amor nem sempre machuca, mas isso não basta para apagar os registros. Você precisa repetir uma e outra vez a informação contrária.

O exercício do espelho é na verdade um exercício de limpeza de registros negativos do seu subconsciente. As afirmações que lhe passei são a fita que você repetirá na sua máquina de repetição. É preciso repetir, repetir e repetir que você é linda, que é poderosa, que é sexy, que é próspera e que está com o homem da sua vida.

Não se preocupe se o seu raciocínio lógico diz que você está, por exemplo, solteira. Ignore o raciocínio lógico! O subconsciente armazena e depois passa o comando para as outras partes do seu cérebro e tudo passa a acontecer como a onda que se propaga pela pedrinha lançada no centro do lago.

Poderosa, independente da idade e do corpo físico

Amiga linda, nós estamos apenas começando o nosso trabalho juntas, mas preciso frisar que chegará um dia em que você terá tanta autoconfiança que poucas coisas vão abalá-la.

Uma mulher que já teve baixa autoestima pode chegar a ter tanta autoconfiança que aos 80 anos levantará da cama sorrindo, com a certeza de que é uma mulher poderosa, cheia de projetos de vida e com a capacidade de seduzir todos à sua volta? Sim, por que não?

Você acha que idade a impede de alguma coisa? Esqueça esse pensamento!

Tenho quase 40 anos e me amo mais do que quando eu tinha 20. Quando eu chegar aos 80 anos vou chegar ao ponto de fazer bodas de ouro comigo mesma, e espero que assim seja com você também.

Autoestima não é uma questão de idade, mas de mentalidade. Marilyn Monroe e Cleópatra foram mulheres extremamente sedutoras, certo? Marilyn, no entanto, não era uma mulher poderosa. Já Cleópatra, além de sedutora, era poderosa e uma deusa do sexo também.

Marilyn não era uma mulher poderosa com autoestima inabalável. Ela era depressiva e tinha problemas com autoimagem, com drogas e com instabilidade emocional. Infelizmente, ainda que não tivesse morrido, Marilyn não veria o passar dos anos como dádiva, mas como um peso, pois o único sustento de sua frágil autoestima era a beleza.

Já Cleópatra poderia ter 90 anos e continuaria sendo uma mulher poderosa, seduzindo a tudo e a todos até o fim de sua vida, porque ela tinha amor-próprio, havia se conquistado e estava apoiada em valores intelectuais e emocionais.

Ela sabia que beleza e juventude ajudavam, mas que por si só não sustentavam a autoestima. Por isso ela sempre investiu em si mesma. Cleópatra foi criada no templo das sacerdotisas, sabia falar diversas línguas e tinha verdadeiro gosto pelos livros.

É só ler ou assistir à peça shakespeariana *Antônio e Cleópatra* que você entenderá que a poderosa rainha não só havia se dedicado a obter conhecimentos sobre política e guerra, como também havia se dedicado a entender a si mesma e à natureza humana. Afinal, não foi à toa que ela seduziu os dois homens mais poderosos do planeta à época!

Quanto mais conhecimento você adquirir, mais livre você se tornará. Quanto mais livre você se tornar, mais poderosa você será.

Não estou falando para você saber de cor e salteado todas as capitais do mundo nem a data dos principais eventos da história ocidental! Estou falando para você investir o seu tempo em conhecer a si mesma.

Quando você sabe quem você é, quais são os seus pontos fortes e quais os seus pontos fracos, aquilo que os outros tentam lhe impor já não entra com tanta facilidade em você.

A causa mais comum da baixa autoestima é a opinião

alheia. Você vai deixar que os outros imponham a opinião equivocada que eles têm de você?

Já pensou como seria o seu dia a dia se você nunca mais se sentisse ofendida pela ignorância alheia?

O seu conhecimento de si mesma é como uma armadura de ferro. Mas você não vai conquistá-lo apenas para se livrar da sujeira que os outros falam de você. A mulher magnética pouco se importa com a opinião alheia.

O objetivo da busca pelo autoconhecimento é o de você trabalhar os pontos que precisa melhorar e fortificar as qualidades maravilhosas que já tem. E você não vai fazer isso para mostrar aos outros, e sim para ganhar força e confiança e para encontrar caminhos para realizar seus projetos de vida.

E sabe de que tipo de conhecimento estou falando? Qualquer um! Pode ser conhecimento científico ou adquirido através das ciências ocultas, não tem problema. Qualquer estudo ou técnica que lhe mostre um pouquinho mais de si mesma está valendo!

A maioria das pessoas não consegue responder a uma pergunta aparentemente muito simples: quem é você?

Algumas pessoas me respondem, vacilantes, citando alguma qualidade sua. A maioria fica se perguntando o que responder, não por ter medo de se revelar, mas porque nunca parou para pensar.

Não estamos acostumados a olhar para dentro de nós. Estamos acostumados a olhar para fora. O tempo todo olhamos para o que está a nossa volta, olhamos para os outros, olhamos para as nossas roupas, sabemos de que marcas elas são, sabemos o que as estraga e o que as mantém em bom estado.

Damos valor a nossas pertences, damos valor à opinião alheia, mas não reparamos no que está em nosso interior.

Então como você vai descobrir quem é você? Como vai trabalhar os seus pontos fracos e como vai fortificar sua autoconfiança?

Fácil! Faça da busca do autoconhecimento uma prioridade. Comece hoje mesmo a buscar todas as formas de autoconhecimento que estão ao seu alcance. Muitas delas são gratuitas e nenhuma delas tem um custo proibitivo.

Por exemplo, você pode pesquisar agora mesmo sobre o eneagrama, submeter-se a psicanálise ou psicoterapia, fazer testes vocacionais ou psicoemocionais, realizar estudos dos arquétipos humanos, se informar sobre astrologia, quiromancia, tarologia, reflexoterapia, constelação familiar e mandalas, ou experimentar ioga e meditação.

Amiga linda, eu já fiz tudo isso e muito mais! E quer saber? Foi ótimo! Empreender o caminho do autoconhecimento é o maior presente que você pode dar a si mesma.

Em 2008 passei o ano todo investindo em cursos e mais cursos de autoconhecimento. Visitei psicanalistas, terapeutas,e astrólogas, fiz meditação e falei com todo mundo que pudesse me indicar um caminho para me levar até o meu EU INTERIOR. É claro que ainda percorro esse caminho, cada dia descobrindo uma nova faceta de mim mesma.

A busca pelo autoconhecimento é algo que você vai fazer sempre. Se você se conhecer e vir quantas coisas boas existem em você, você vai se apaixonar cada dia mais por si mesma. A sua idade pouco lhe importará.

Nos meus cursos on-line há moças lindas, jovens e ricas que vivem desesperadas e que nunca investiram no autoconhecimento. E há senhoras de 50 anos que atraem pessoas e circunstâncias maravilhosas para as suas vidas. Havia turmas dos meus cursos em que a mulher mais magnética era também uma das mais velhas.

Pense na atriz Meryl Streep. Quantos anos ela tem? É a sua beleza que a torna poderosa? Você vai concordar comigo que é a sua personalidade.

Quer outro exemplo? Marília Gabriela! Por que você acha que um dos homens mais bem-sucedidos e desejados do

Brasil, Reynaldo Gianecchini, ficou com ela por oito anos e ainda afirmou que ela sempre será o amor da vida dele?

Marília Gabriela é uma mulher magnética! Ela atrai, cativa e encanta os homens e quem mais se aproxima dela. Conheci-a pessoalmente e constatei que, mesmo não sendo mais tão jovem, ela é linda! Quem não reconhece o encanto dela pensa erradamente que os homens se interessam apenas por mulheres jovens, magras e com bumbum grande.

Amiga linda, nenhum homem vai decidir ficar com você baseado no tamanho das suas nádegas. Nenhum homem vai vê-la como uma mulher poderosa porque você tem 60 cm de cintura e menos de 30 anos. Aliás, muitas mulheres com essas características são desvalorizadas e estão sofrendo.

Nós mulheres muitas vezes temos um conceito totalmente errado sobre o poder feminino e o que vale na sociedade.

Por isso quero lhe fazer outra pergunta. Se você pudesse jantar ou tomar um cafezinho com uma figura histórica, quem você escolheria? Gandhi, Einstein, Joana D'Arc, Cleópatra, Maomé, George Washington, Buda, Jesus Cristo, Napoleão, William Shakespeare, Cervantes, Aristóteles, Sócrates, Karl Marx, Charles Darwin, Alexandre, o Grande, Carlos Magno, Cristóvão Colombo, Mozart, Beethoven, Leonardo da Vinci, o apóstolo Paulo, Sigmund Freud, Galileu, Jung, Voltaire, Michelangelo, João Paulo II, Anita Garibaldi ou a princesa Isabel?

Ou você preferiria uma figura mais pop, como Marilyn Monroe, Elvis Presley, Madonna, Pelé, Muhammad Ali ou Michael Jackson? Quem é a personalidade que magnetiza a sua atenção e a inspira?

Não sei qual pessoa você escolheria, mas posso afirmar com total convicção que você escolheu alguém que tinha uma personalidade forte, que foi contra as convenções sociais de sua época e que seguiu os próprios ideais, mesmo que encontrasse opositores fortes. Tenho certeza de que essa pessoa pode ter tido um bom coração, mas nem por isso foi considerada boazinha, frágil e delicada.

Até Madre Tereza de Calcutá tinha personalidade forte e dizia o que pensava. Ela tinha perseguidores e foi atacada por pessoas que não gostavam das suas declarações. Afinal, ela contestava o regime das castas na Índia e era acusada de glorificar a pobreza e a miséria.

Também posso afirmar com total convicção que você não escolheu a pessoa que mais admira na história da humanidade pela idade dela, nem pelas roupas ou por sua conta bancária. Você admira e escolheu essa pessoa pela sua personalidade, que é única.

Nós queremos casar e passar o fim dos nossos dias com pessoas poderosas. Nosso coração não elege as pessoas fracas, desesperadas, sem personalidade, que oscilam emocionalmente.

Então, se você admira esse tipo de pessoa, por que tem tanto medo de se expressar? Por que você quer ser igual a todo mundo se acabou de me dizer que gosta de gente que é diferente? E se você sabe que todo mundo gosta de gente que é diferente, por que fica com medo de fazer coisas diferentes, de dizer coisas diferentes e de agir de um jeito diferente com medo de os outros não gostarem?

O mundo adora pessoas autênticas!

Nós damos poder a quem tem o que não temos e que tanto queremos ter. AUTENTICIDADE e PERSONALIDADE é o que falta à maioria das pessoas. Então, se você deseja ser vista como uma mulher poderosa e que um homem a coloque em um pedestal, tenha tanta ou mais personalidade que ele e seja autêntica nas suas palavras.

Sabe como você vai romper com o medo de se expressar? Começando a dizer o que pensa! Ao seguir esse raciocínio você vai chegar à conclusão de que ser diferente tem mais vantagens do que ser igual.

Abra a sua boca, amiga linda! Fale naturalmente o que todo mundo sabe, mas ninguém diz, e automaticamente irão lhe conferir poder. Às vezes você diz o óbvio, mas o óbvio é tão velado que quando alguém diz em voz alta o som cresce.

Seja uma dessas pessoas e você verá quanto o mundo valoriza gente que diz o que pensa. Você acha que eu cheguei até aqui como? Falando frases bonitas para agradar? Não, cheguei aqui porque tive peito de expor a minha opinião mais sincera. Pessoas que ficam escolhendo palavras ou dizendo frases subentendidas com medo de falar a verdade perdem poder.

Você é poderosa, amiga linda? Então fale o que pensa!

Olhe no espelho e diga: "EU CASO COM VOCÊ!". Isso é se amar de verdade. Olhe no espelho e diga: "EU ME ORGULHO DA MULHER QUE VOCÊ É!". Isso é se amar de verdade, independentemente da ruguinha ali ao lado dos seus olhos.

Não demora e vem a pergunta: "Vanessa, o que você me diz quando não é uma ruguinha que tento superar nem minha idade, mas sim uma deficiência física que me impede na busca pela minha autoestima – como por exemplo ser deficiente visual, estar presa em uma cadeira de rodas ou ter obesidade mórbida?".

Amiga, eu lhe digo quase o mesmo que disse até agora, só que em outras palavras e de forma mais direta. Você não se resume à falta da sua visão. Você não se resume ao excesso de gordura. A sua cadeira de rodas não a define. Isso seria uma visão muito limitada de si mesma. Você é muito mais que isso. Aliás, você não é assim; você somente está assim neste momento.

Da mesma forma, nada garante que ainda terei esse corpo e essa aparência física amanhã. É claro que isso não é motivo para alívio emocional. Nem quero aliviá-la. Vamos encarar as deficiências de outra forma. Uma portadora de deficiência não é uma pessoa que precisa ser confortada pela humanidade ou que é digna de compaixão.

Você e eu podemos nos desenvolver e ser igualmente poderosas. Eu só diria o contrário se você não tivesse um lobo cerebral, o que a impediria de raciocinar da mesma forma.

Vamos parar de sentir dó, subestimar e vitimizar pessoas deficientes. Todos nós temos a nossa graça e os nossos pontos positivos. Temos as nossas fraquezas e temos a nossa capacidade de superação.

Nick Vujicic nasceu sem os dois braços e sem as duas pernas e está aí, no comando da sua vida. Ele é autor do livro *Uma vida sem limites*. E adivinhe: casou e agora é papai! Conheço gente com duas pernas que não está indo a lugar algum.

E sabe no que se baseia o poder pessoal? Na descoberta da sua missão de vida!

A descoberta da sua missão de vida

Vou te contar uma história. Você já ouviu falar de uma mulher chamada Alice Herz-Sommer? É bem provável que esse nome não lhe soe tão estranho. Pois bem, Alice era a sobrevivente mais velha do Holocausto. Ela passou dois anos no campo de concentração de Theresienstadt, na cidade de mesmo nome, e sobreviveu. Morreu no início de 2014, de morte natural, aos 110 anos. Suas memórias estão reunidas no livro *Um século de sabedoria*, de Caroline Stoessinger.

Ela teve um câncer aos 83 anos e viveu mais 27 anos! Concedeu centenas de entrevistas ao longo da vida e numa delas um jornalista perguntou qual era o segredo de ter conseguido sobreviver a uma barbárie como o Holocausto, mesmo sendo franzina, enquanto tantos homens com melhor condicionamento físico haviam morrido. A resposta dela foi simples: "É que eu ainda via um sentido para a minha vida. Todos eles haviam perdido o emprego, a família, a casa. O sentido da vida deles se havia ido, mas eu ainda tinha um sonho: queria sair dali e ensinar crianças a tocar piano e foi a isso que me agarrei para me manter viva".

A verdade é que, quando Alice determinou seu ideal de vida, ela estava se centrando em si mesma, e não em algo externo, como uma casa, um escritório ou outra pessoa.

As casas se perdem, os escritórios mudam e as pessoas partem. Mas aquilo que está dentro de nós nos pertence. Nós também somos nossos sonhos, e se você tem sonhos então você tem esperança. Enquanto temos esperança de realizar nossos sonhos, vemos motivos para continuarmos vivas e não seremos derrubadas pelos acontecimentos da vida. Viver a realização dos nossos objetivos ou correr atrás deles faz com que a vida ganhe sentido. A mulher magnética sabe por que está viva.

Aqui está mais uma pergunta capciosa: qual o real sentido da sua existência? Posso ir um pouquinho além? Por qual motivo você sente que está viva neste planeta? Qual a sua missão pessoal? Se você ainda não tem essas respostas, vamos encontrá-las hoje, ou pelo menos começar a trilhar o caminho que leva a elas.

O fato é que todos nós estamos vivos por algum motivo, e nada paga a satisfação de estarmos fazendo no mundo exatamente o que viemos fazer.

Neste exato momento talvez você se sinta um pouco confusa, porque eu lhe falei que destino não existe e que nosso estado mental é capaz de criar e recriar o nosso futuro o tempo todo – e se destino não existe, como você pode ter sido predestinada a realizar uma missão de vida?

Vou lhe explicar, amiga linda! Acredito que o livre-arbítrio é sagrado e que neste planeta estamos no que se pode chamar de zona livre.

Deus nos criou. Ah, sim, acredito em Deus! Você achou que não? Só porque eu pareço um pouco racional? Mas é justamente por isso que acredito em Deus. Enfim, Deus, segundo o meu raciocínio lógico, nos criou e em nenhum momento nos cobra absolutamente nada por isso; ele não cobra reconhecimento! Afinal, você tem ego, mas Deus não.

Deus não nos cobra desempenho, afinal, ele não tem metas a cumprir nem tem pressa alguma de que você se decida logo por qual caminho tomar. Afinal, você tem a eternidade toda para crescer, evoluir e ser como você quiser.

Deus criou todo mundo livre. E, sendo assim, ele também não quis lhe impor nenhum desafio, ou você acha que ele está lá brincando de desafiar as pessoas, impondo seus dedos mágicos e tocando cada uma de nós com um desafio diferente, só para testar se a gente atinge ou não o objetivo?

Amiga linda, desculpe-me se estamos falando de religião. Mas os seus valores morais e a maneira como você vê Deus afetam a maneira como você conduz a sua vida. A maneira como você conduz a sua vida diz muito sobre quão poderosa você se tornará.

O que quero dizer é que Deus não lhe impôs missão alguma nem fez você assinar nenhum contrato antes de nascer, estipulando que você tinha de passar por isso e por aquilo.

Se fatos já estivessem destinados a acontecer, então ninguém teria responsabilidade pelos seus atos. Que pai que se preze não daria a seus filhos a oportunidade de crescerem com responsabilidade? Então você não nasceu predestinada. Ninguém fez um acordo espiritual com você de que você teria de se aventurar em determinadas situações e que teria de cumprir determinado cronograma.

Agora, eu acredito, sim, que antes de nascer você assumiu compromissos consigo mesma, optou por um estilo de vida, optou por determinados pais e optou por um determinado lugar para nascer, e isso aconteceu porque Deus a criou livre e com capacidade de governar a própria vida.

Foi assim que Deus lhe possibilitou escolher o tipo de experiência neste planeta que a ajudaria em sua evolução no caminho pelo qual você optou. E você não só escolhe o seu caminho, como também escolhe os seus dons.

Você sabe o que são dons? São talentos que a ajudam a viver as suas experiências. Talento é o seu dom em ação. A sua missão na vida nada mais é do que o tipo de experiência que você escolheu viver nesta vida.

Amiga, você não é obrigada a cumprir essa missão de forma alguma. Não há ninguém obrigando você a nada. Pare de tentar ver o mundo espiritual como um juiz que olha as ações de todos e que castiga ou exalta de acordo com cada ato. Deus não tem nada a ver com julgamento. Não há juiz nenhum para julgá-la.

É uma opção sua seguir ou não o seu plano inicial de vida. É uma opção sua seguir a sua missão ou não, e é uma opção sua aprimorar os seus dons ou não.

Mas seguir a sua missão sempre é um prazer. Descobrir o seu dom sempre dá alegria. Exercitar os seus talentos a faz mais feliz.

As mulheres poderosas descobriram seus dons, colocaram-nos em prática e usaram os seus talentos para exercer sua missão. Elas não fizeram isso porque se sentiram obrigadas. Fizeram por puro prazer.

Deixe-me lhe dar uma dica sobre como descobrir os seus dons e a sua missão de vida.

Recorde-se dos seus momentos de criança. As suas brincadeiras infantis têm muito a ver com a resposta para sua missão.

Quando somos crianças, estamos muito perto de nossa essência e conforme vamos crescendo vamos incorporando os condicionamentos do mundo e nos afastamos dessa essência. A criança quando brinca é como o tigrezinho que treina a luta ainda bebê para os dias em que será um adulto na selva.

Quando eu era pequena sempre escrevia em diários. Passava horas fazendo isso e gostava de me corresponder com crianças de outros estados que se inscreviam nas seções de amigos das revistinhas Disney. E sabe o que hoje faço? Escrevo livros com base em experiências biográficas que anoto em um diário e troco mensagens com alunas de diversos lugares do mundo.

Volte-se para sua infância, amiga linda! Desperte na sua memória a criança que existe em você e tente se recordar do que você brincava. Apesar de não ser uma obrigação nossa cumprir nada, é incrível como o universo nos deixa sinais para o caminho da nossa evolução. Um desses sinais é aquele incômodo interior, aquela estranha sensação de que algo está fora do lugar. Isso é a vida nos sacudindo, amiga linda!

Como se libertar das suas culpas

Uma mulher poderosa é livre de culpas. A maioria das mulheres vive num estado permanente de culpa.

Ela sente culpa por não ser a mãe ideal, culpa por não ter o corpo perfeito, culpa por não saber seduzir, culpa pelo passado, culpa por ter baixa autoestima, culpa por comer chocolate, culpa por querer fazer sexo, culpa por não fazer sexo, culpa pelo que fez no passado, culpa por não ter certeza do que irá fazer no futuro, culpa por ter traído, culpa por ter sido traída, culpa por ter perdoado, culpa por não perdoar, culpa por usar a sensualidade a seu favor e por aí vai.

A mulher já nasce culpada até porque Adão comeu a bendita maçã! Por se sentirem culpadas, a maioria das mulheres espera pelo seu castigo. E o que vai acontecer, se o que a mente cria o universo propicia? Ela vai achar um jeito de ser castigada!

Vamos conversar seriamente, amiga linda! Vamos parar de vez com a ideia de que existe pecado, castigo, punição e que Deus irá julgá-la por qualquer coisa que você tenha feito. Pelo menos abra a sua mente à possibilidade de que esses termos possam ter um significado muito diferente do que você conhece!

Jesus Cristo não revolucionou a maneira como as pessoas entendiam o Velho Testamento? Claro que sim! Ele veio falar de amor e transformou a maneira como as pessoas enxergavam a Deus. Então permita-se pensar que talvez a sua noção de pecado e castigo seja limitada, e que talvez Deus não seja exatamente como você o enxergava.

Deus se ocupa com coisas grandiosas! Ele não olha para pequenos sentimentos e atos. Não quero contestar a maneira como você foi apresentada a Ele. O meu objetivo aqui é abrir os seus olhos para outras possibilidades. Talvez o que tenhamos aprendido sobre Deus e o universo, sobre pecado e castigo, não seja bem assim.

Amiga, vou lhe mostrar uma versão mais *light* de Deus. Imagine que o seu filho é um bebê e está tentando dar os seus primeiros passinhos. Caso ele não consiga acertar os passos e caia para o lado, você vai culpar o bebê? Você vai castigar o bebê? Vai condená-lo ao fogo do inferno? Você vai bani-lo da sua casa? Vai deixar de amá-lo? Você vai desejar o mal a esse bebê? Você vai bater nesse bebê?

A sua resposta a essas perguntas foi "não", certo, amiga linda? Então pense comigo: se você, que ainda é um ser humano em evolução, não faria nada disso com um filho seu, por que você acha que Deus, tendo toda a benevolência e paciência e sendo muito mais evoluído que você, faria qualquer uma dessas coisas?

Por que Ele a castigaria se Ele sabe que você ainda é um bebê, tentando dar os seus primeiros passos rumo ao caminho da evolução? E se Deus não a culpa, por que você se culparia pelos tropeços na vida?

A culpa vem do medo de desapontar a Deus e de receber um castigo por isso. Mas Deus não está desapontado com você, independente dos seus erros. Afinal, Deus é realista e sabe que estamos todos aqui para aprender e que naturalmente ainda iremos cair.

Então por que você vai ficar se torturando? Faça como eu! Vá dormir todos os dias aceitando-se como você é, com os seus erros e os seus acertos, e comprometa-se apenas a ser um pouquinho melhor a cada dia. Diga a si mesma que está tudo bem se você errou, porque o importante é o que virá amanhã e depois de amanhã e tudo o que virá daqui para a frente.

Deixe de ser boazinha e transforme-se numa mulher poderosa!

Você quer deixar de ser aquela mulher boazinha e passar a ser uma mulher poderosa? Então você precisa decidir que não será o tipo de mulher que quer agradar o mundo, porque, se não se livrar da neurose doentia de ser aceita por todos, você ficará descontente consigo mesma para o resto da vida.

A mulher poderosa sabe que agradar a todos é o mesmo que desagradar a si mesma. Ela sabe que o respeito que lhe é dado diminui com a ânsia de agradar. Ela sabe que querer agradar fez mais mal do que bem a ela na vida. Ela já descobriu que uma mulher que quer agradar o tempo todo vira um capacho. Ela chegou à conclusão de que não veio a este mundo com o objetivo máximo de ser eleita Miss Simpatia e sabe que abre mão do seu poder feminino quando se entrega à doença de querer agradar.

Sabe por que muitas mulheres querem agradar a todos? Porque elas foram ensinadas assim e estão ligadas no automático. Elas não pensam sobre os reais motivos pelos quais agem como agem.

Quando éramos pequenas, nos ensinaram que era bonito mostrar bom comportamento na escola e fazer o que a professora esperava. Qualquer aluna que ousasse fazer um desenho no meio da tarefa, mesmo que isso significasse inspiração, criatividade e autenticidade, era punida e provavelmente ficaria sem o recreio. E qualquer menina que terminasse a sua lição no tempo estipulado pela professora recebia um elogio e uma estrelinha no canto do caderno.

Amiga, entenda que você foi condicionada a acreditar que fazer o que os outros desejam é algo bom e que assim ganha reconhecimento.

Viemos de uma estrutura familiar e social machista, em que a figura do pai é vista com temor e admiração. Desde pequenas estivemos preocupadas em agradar e receber aprovação dos nossos pais, especialmente o pai, a figura masculina de autoridade.

Em que se baseia a sua relação com os homens e a sua necessidade de querer agradá-los desesperadamente? Ela tem raiz na relação que você teve com seu pai na infância.

Os psicoterapeutas nos explicam que desde que nascemos passamos por fases do desenvolvimento humano. Quando você era bebê, atravessou a fase oral, em que colocava tudo na boca. Então você foi para a fase anal, entre os dois e quatro anos de idade, e daí passou para a fase da latência, entre os quatro e seis anos de idade. É exatamente nessa fase de latência que surge o complexo de Édipo.

O complexo de Édipo faz com que na fase de latência o menino, no subconsciente, se apaixone pela mãe, e a menina, no subconsciente, se apaixone pelo pai. Não se sabe como, mas eles se desapaixonam ali pelos seis ou sete anos de idade.

Mas o que acontece se uma criança pula essa fase edipiana ou não a termina de forma completa? Caso ela tenha pulado uma dessas fases ou a fase esteja incompleta, em algum momento da vida ela tentará retomar e completar essa fase.

Você já deve ter visto pessoas que se comportam como se não tivessem tido adolescência, e que aos 50 anos de idade agem como moleques, indo a todas as baladas – elas pularam uma fase da vida e tardiamente tentam cumpri-la.

Sabe essas pessoas que vivem com alguma coisa na boca, como por exemplo um cigarro, uma caneta ou algum outro objeto? Isso significa, na maioria das vezes, fase oral mal resolvida. Quando bebê, a pessoa pode não ter mamado por tempo suficiente. O peito dá tranquilidade ao bebê; sem ele, ele se sente ansioso. Nessa busca inconsciente de satisfação, a pessoa automaticamente tenta pôr coisas na boca. Existem muitos motivos pelos quais as pessoas fumam, mas eu lhe garanto que a fase oral mal resolvida é de longe o maior motivo.

Não é diferente com a fase de latência e o complexo de

Édipo. Caso você não tenha recebido carinho e afeto suficiente do seu pai nessa fase, ou tenha se sentido rejeitada ou preterida por ele, é bem provável que você não tenha completado essa fase e que esteja buscando resolvê-la de alguma forma hoje.

Lembre que tudo isso acontece no subconsciente, amiga linda! Sem estar consciente disso, você pode querer ter a presença e atenção de um homem para completar essa fase do seu desenvolvimento. Por isso você fica desesperada para agradá-lo. Por isso você fica ansiosa por ter a figura masculina com você, independentemente do que tenha que tolerar para ter um homem ao seu lado.

Sabe essas mulheres que nem entendem por que correm de forma tão enlouquecida atrás dos homens, como se eles fossem indispensáveis para a sobrevivência emocional delas? Sabe aquelas mulheres que apanham do marido, são desrespeitadas de várias maneiras e mesmo assim continuam aceitando-os e amando-os? Sabe aquela mulher que em um relacionamento é atingida por um desespero silencioso e ao mesmo tempo ensurdecedor e que fica sempre atrás do sujeito, à porta da casa dele, praticamente implorando para que ele fique com ela?

Aposto que tudo isso é a criança que ainda grita dentro dela entrando em ação e tomando as rédeas para ir em busca do pai que não deu o carinho e o amor que ela tanto queria dele. Quando eu pergunto a essas mulheres por que agem dessa maneira, elas nunca sabem responder. Elas descrevem essas atitudes como um impulso incontrolável. Quando percebem, já se submeteram a situações ridículas por "amor".

Mulheres com mais de 30 anos são mais propensas a esse tipo de comportamento, porque são de uma geração em que os pais eram provedores distantes dos filhos e que tinham em mente que bater nos filhos era normal e necessário para educar. Eles não eram maus, apenas ignorantes. Naquela época, para educar, os pais davam verdadeiras surras nas crianças. Você apanhou muito na sua infância?

Imagine uma mulher que aos quatro anos de idade teve um pai que ela amava mas que era ausente e desrespeitoso e que a ofendia por não ter feito a lição e a agredia com cintadas. Que tipo de homem ela vai buscar desesperadamente na fase adulta? Na tentativa de ganhar o amor de uma figura paterna e completar a fase edipiana, ela vai procurar exatamente o sujeito que o subconsciente dela irá reconhecer como sendo parecido com o pai dela. Ela vai tentar desesperadamente agradar esse cara, que, no fundo, é o paizinho dela.

Isso lhe parece meio irreal e meio freudiano, não é mesmo? Pois para mim, que estou acostumada a observar mulheres e analisar seu comportamento, isso é bastante claro.

Preciso que neste momento você tente se recordar de como era a sua relação com o seu pai quando você era uma menininha de quatro a seis anos. Ele era ausente? Ele trabalhava demais ou viajava demais? Ele abandonou a sua mãe? Você foi adotada? Você foi criada sem a figura do seu pai? Você foi agredida? Você tentava chamar a atenção do seu pai mas ele não tinha tempo para você?

Quero que você responda e tome consciência disso. Entenda finalmente o seu impulso desesperado de agradar um homem ou de ir em busca dele. De agora em diante, quando você perceber esse impulso, você pode freá-lo tão logo o perceba.

Ter consciência é o primeiro passo para você se resolver como mulher. Neste exato momento você está se curando em pelo menos 50% da sua doença, por assim dizer, de agradar os homens, amiga linda! Ter essa consciência é o primeiro passo! Sem isso não há cura.

Mas talvez você queira me dizer agora: "Vanessa, eu sou uma daquelas mulheres que tiveram um bom pai. Ele era o meu herói e me deu amor e carinho. Por que estou tão ansiosa por encontrar alguém?".

A resposta, amiga, tem a ver com a pressão social. Somos criadas numa sociedade que sempre nos passou a ideia de que casar é importante, de que a mulher tem de ter a figura de um homem forte ao seu lado para ser feliz. Fomos criadas desde pequenas a cuidar de casa, embalar bonecas e nos preparar para o grande dia em que chegará o príncipe encantado. Quantos anos da sua vida você passou sendo bombardeada por esse tipo de informação?

Ainda que o bombardeio seja indireto, ele é pesado, especialmente para uma criança sensível. Crianças absorvem direitinho mensagens subliminares. Quando os pais anunciam aos filhos que estão se separando, para as crianças isso nunca é uma novidade, ainda que os pais não tenham discutido na frente deles.

Os contos de fadas entram em nosso subconsciente quando ainda somos altamente impressionáveis. Passamos a acreditar que a coisa mais maravilhosa que pode nos acontecer é a vinda do homem ideal e salvador, aquele que é O ENVIADO. Mais nenhum serve, porque só há unzinho na face da Terra.

Imagine só uma menina criada sob essa pressão social ora velada, ora explícita. Ela vai querer ter um marido de qualquer jeito, e a fim de tê-lo ela fará qualquer coisa para agradá-lo. Quando você era pequena fizeram-na acreditar que para casar você tem de ser a princesa perfeita, prendada, boazinha, passiva e se sujeitar a coisas ruins para ter um homem.

Amiga linda, você já percebeu que todas as princesas quase morrem por amor nos contos de fadas? Ou é o dedo em uma roca de fiar que quase a mata ou é uma maçã encantada! Isso se ela não tiver de passar e lavar como uma escrava.

As informações que o seu cérebro recebe primeiro formam as primeiras verdades que a estruturarão por toda a vida! Amiga, a boa notícia é que esses condicionamentos podem ser mudados por meio de novos condicionamentos.

Vou lhe dar um bom motivo para parar de querer agradar! Não agradar é mais fácil e mais leve. Sou feliz há anos porque não faço força para agradar. Não vou dizer que todos me adoram, porque isso é impossível, porém hoje mais pessoas me respeitam que antes, quando eu tinha essa "doença da agradabilité". Sim, já fui assim como muitas mulheres! E se eu pude mudar, você também pode!

É cansativo e desnecessário preocupar-se em medir palavras para que todos a vejam com bons olhos. Tudo o que você precisa dizer é "NÃO, eu não vou! Não, eu não quero! Não, eu não gosto! Não, eu não deixo! Não, eu não permito! Não, eu não acho! Não, eu não faço!". Entenda o poder magnífico de saber dizer não. Entenda que é mais fácil do que você pensa e que basta você dizer "não" nas primeiras vezes e manter-se firme na sua decisão. Gente chata até vai insistir, mas depois vai desistir!

Se você é daquelas pessoas que dizem não, mas que acabam cedendo quando os outros insistem, a fim de se ver livre da insistência alheia, vou lhe ensinar uma frase mágica para você experimentar.

É só dizer: "Não insista. Eu não estou a fim e me conheço o suficiente para saber que não quero. E não vou fazer isso só porque você está insistindo".

Nada disso precisa ser dito com raiva, com choro ou de maneira estressante ou agressiva. Não mude o seu tom de voz e fale com calma, da mesma forma que você falaria se fosse dar uma informação na rua sobre onde fica determinado restaurante. Esse é o comportamento de uma mulher poderosa.

Você pode inclusive dizer "não" com um sorriso. Experimente, amiga linda! Sorria e diga "não" de maneira bem suave. Você vai adorar! Aliás, gostaria que você se comprometesse neste exato momento a dizer "não" na primeira oportunidade que você tiver para aquela situação que você não deseja. Estamos combinadas?

Você também pode dizer "não" suavemente e se afastar da pessoa se ela insistir. Tem gente que já sabe que o seu ponto fraco é a insistência. Então ela começa a martelar em você.

Quando você dá um basta e para de tentar agradar, sabe o que ocorre? A pessoa passa a respeitar você. Ela passa inclusive a admirá-la! Quando ela vê que você não está mais preocupada em agradá-la, ela a vê com outros olhos.

A partir de agora, o seu lema será: "OU SOMA OU SOME!". Esse é o pensamento da mulher poderosa.

Você também precisa decidir de uma vez por todas que vai se afastar de pessoas e situações nocivas. Você precisa quebrar o ciclo vicioso que a mantém atada a essas pessoas como se você não tivesse poder pessoal. A partir de hoje você é uma mulher poderosa!

Amiga, você não está entediada com esse tipo de gente? Você ainda não se cansou dessa situação? Você não está cansada de tentar fazer a coisa certa e de tentar agradar essas pessoas que são eternas insatisfeitas? Não se torne obcecada pelo reconhecimento delas! Ainda que você seja espetacular em todos os sentidos, as eternas insatisfeitas já estão determinadas a não reconhecer as suas boas qualidades. Você nem precisa desse reconhecimento!

Pare e pense: você precisa disso? Não? Então, afaste-se! É simples assim.

A relação da mulher poderosa com os homens

Os homens deixaram de ser um mistério para mim há muito tempo. Por isso os interpreto de maneira fácil e instantânea. Por isso não dou tanto poder a eles. Quando algo é um mistério para você, você tende a colocar o objeto misterioso num pedestal.

Quanto maior a altura do pedestal em que você coloca o homem, menor domínio sobre ele você tem. Por isso você precisa conhecer a mente dos homens, para que pare de achá-los misteriosos e pare de ter medo deles.

Você sempre viu os homens como superiores, com melhores chances em quase todos os setores da vida. Você sempre os viu com mais possibilidades profissionais e sociais.

Hoje vou lhe apresentar os homens sob uma outra ótica. Vou lhe mostrar os benefícios incríveis de ser mulher.

Quer saber? Se existirem outras vidas, peço para nascer mulher de novo! E sabe por quê? Porque é difícil ser homem, muito mais difícil do que ser mulher.

Os homens sofrem uma cobrança implacável. Eles têm que ter sucesso profissional, ganhar dinheiro, sustentar a família e manter uma ereção firme e forte para sempre! Eles não podem demonstrar fraqueza. Eles jamais podem chorar, por mais desesperados que estejam.

O homem tem que tomar a iniciativa na hora da paquera. Isso é difícil. Diversos homens já me confessaram que sentem pânico da rejeição em lugares públicos e que se veem obrigados a enfrentar esse pânico, porque não têm outra saída.

Você acha que os homens nunca têm baixa autoestima? Você acha que eles nunca têm complexo de inferioridade? Você pensa que o único complexo que eles têm é de pênis pequeno, não é? Não mesmo! Eles têm tantos complexos quanto nós mulheres temos.

Eles só não gastam tanto tempo pensando sobre esses complexos quanto nós. Eles também não os revelam tão facilmente. Se um homem levar um fora na balada, ele fica mal. Se levar cinco foras, ele fica pior ainda. Ele chega em casa e fica deprimido, mas faz isso escondidinho.

Amiga linda, se não houvesse homens que valessem a pena eu lhe pediria para desistir disso tudo e ir em busca de coisas mais produtivas. Mas eu sei que caras legais estão por aí buscando se relacionar com mulheres legais e autoconfiantes. Por isso quero incentivá-la a continuar com o seu crescimento pessoal, para que você tenha condições de ter um relacionamento bacana, que lhe traga felicidade.

Mas entenda uma coisa: um homem legal não significa o mesmo que um santo. Não existem santos entre nós. Você não é uma santa. Portanto, o seu par ideal também não será nenhum santo.

Príncipes encantados não existem, amiga linda! Risque

esse modelo da sua vida. Não viva mais na ilusão esperando por aquele homem encantador, diferente dos demais homens, que esteja acima de qualquer espécie de ser e seja dotado de romantismo, compreensão profunda sobre o universo feminino, fidelidade extrema e beleza descomunal. Se um dia aparecer um cara assim, provavelmente ele é gay ou psicopata!

Neste livro, eu a convido para a realidade. Não quero acabar com o sonho de ninguém, mas pretendo lhe mostrar um caminho que lhe dê condições de ser feliz em um relacionamento e de encontrar um cara real para estar com você.

Sonhar é bom. Faz parte da vida e é necessário. Uma vida sem sonhos não é vida. Mas sonhar é diferente de viver na ilusão! Existe uma diferença entre sonhos e ilusões.

Sonhar significa fazer uma projeção daquilo que você quer. Ao sonhar, você imagina que já atingiu o seu objetivo. E você faz isso enquanto percorre o caminho em busca do objetivo.

Iludir-se significa vivenciar aquilo que não existe e que não tem a menor possibilidade de acontecer. Ao se iludir, você alimenta a esperança vã de atingir o impossível enquanto percorre o caminho cujo objetivo é inatingível e geralmente fora do seu controle.

Um sonho pode ser realizado e virar realidade. Uma ilusão nunca deixa de ser uma ilusão.

Como você pode distinguir um sonho de uma ilusão? A única forma de fazê-lo é prestar atenção nos sinais que aparecem no caminho que você percorre na direção do seu objetivo. Sempre há sinais ao longo do caminho. Não negue os sinais de que você está perseguindo uma ilusão. Negar a realidade pode ser um mecanismo de defesa. Afinal, muitas vezes a ilusão é tão boa que você não quer acordar.

Mas há de chegar o dia em que essa ilusão vai lhe trazer um profundo sofrimento emocional. Quanto mais tempo você passar alimentando essa ilusão, maior será o seu sofrimento.

Portanto, quanto antes você tomar a vacina da realidade, menos sofrerá.

A realidade pode ser maravilhosa, amiga linda! Ela não está coberta com a mágica purpurina da ilusão, mas é verdadeira.

Neste livro vamos desconstruir em você ilusões que não a levam a lugar algum. Vamos desmistificar os seus antigos preceitos errôneos sobre homens e relacionamentos. Vamos fazer a quebra desses paradigmas ultrapassados e que até agora foram a base para as suas relações afetivas com os homens. Vou apresentar os homens novamente a você, com uma construção mais real deles, menos enfeitada e muito mais compatível com a sua felicidade.

A primeira coisa a saber é que os homens não são tão mais inteligentes do que você. E eles não são tão inteligentes quanto você pensa que são. Não estou dizendo que eles são burros. Estou dizendo que você é tão inteligente quanto eles. A mulher só consegue ser menos inteligente do que os homens quando está apaixonada.

Homens são seres superbásicos! Complexas são as mulheres. Elas são as difíceis de entender. Cada mulher tem várias mulheres dentro de si. Os homens nunca sabem ao certo o que esperar delas. Me diga, quantos homens histéricos você conhece? E quantas mulheres histéricas estão à sua volta? Você sabe do que os homens têm mais pavor? Da histeria feminina! Os homens não sabem lidar com uma mulher histérica com a voz estridente!

A voz de uma mulher histérica produz o mesmo efeito num homem que um apito num cachorro. Só o cachorro sabe como isso é ensurdecedor e enlouquecedor. Aliás, o tipo de mulher de que os homens mais fogem é a histérica, aquela que parece estar sempre desesperada e com os nervos à flor da pele.

A mulher magnética sabe que para atrair um homem a última coisa que ela pode ser é histérica e desesperada, muito menos parecer ansiosa e aflita. Então ela procura agir de maneira serena, pois é assim que magnetiza a atenção dele. Ela sabe que o homem vai notar essa diferença entre ela e a maioria das mulheres.

Ao contrário do que muitas mulheres imaginam, os homens são seres totalmente previsíveis. Se você desvendar os homens, o medo que tem deles acabará. A mulher magnética nunca tem medo de homem.

O homem é como uma árvore. A raiz é enorme; todos os homens têm a mesma raiz e é basicamente a raiz que os forma. Depois vem o caule. Há uns caules mais fracos e outros mais fortes. Depois vem a copa, com alguns frutos bons e outros estragados. Assim é o homem, nada mais complexo que isso.

As mulheres também têm a raiz igual, da mesma forma que os homens, porque elas também são parecidas em essência. Mas a raiz não é a maior parte delas! Então vêm as infinitas variações de tipos de caule, com frutos de todas as espécies, flores de vários formatos e cores e espinhos também. Mulher não é árvore; é mata completa, com inúmeras plantas exóticas e ainda desconhecidas!

Então, amiga, não é você que tem problemas em entender o outro lado. Complicado é um homem entender a sua complexa mente e as suas atitudes inesperadas!

Mas sabe o que acontece com os homens? Eles escondem o que pensam e não contam o que sentem. Eles não ficam conversando com os amigos sobre as dificuldades de transar com uma mulher ou de entendê-la. Eles não contam como foi deprimente ser esnobado por tantas garotas na festa. Eles não fazem postagens no Facebook choramingando que querem encontrar um amorzinho. Aliás, amiga, você não vai dar esse atestado de infantilidade para ninguém no seu Facebook, né? É inacreditável quantas mulheres passam recibo publicamente de que ninguém as quer!

Ponha uma coisa na sua mente: um homem não se reúne com outros homens para falar das suas fraquezas. Um homem se reúne com outros homens para contar vantagem. Por isso temos a impressão de que eles estão sempre bem. Se você não estiver numa fase boa da sua vida, você deixa isso transparecer facilmente, entre os seus amigos e familiares e no seu Facebook. Você quase escreve na sua testa! Os homens não fazem isso nunca.

Sabe quando um casal se separa? A mulher fica mal. Ela chama as amigas para conversar e todas se reúnem para tentar entender a separação. As amigas das amigas contam a história para outras amigas e cada uma dá um palpite. Toda a história do relacionamento é repassada, do início ao fim. E só quando a mulher entende tudo o que se passou é que ela troca a estação do rádio.

O cara pode estar mal por ter se separado, mas no máximo ele vai tomar um porre com o melhor amigo e no outro dia vai convidar outra para jantar. Ele foi criado para não sofrer emocionalmente. A dor da separação existe, mas ele esconde essa dor de si mesmo.

Há muitos homens que estão sofrendo por amor, amiga! Só que eles não sofrem desnecessariamente, nem prolongam o sofrimento ficando em casa para assistir a filmes piegas e chorar mais ainda. Eles estão sofrendo, sim, mas de igual forma eles estão se mexendo, reagindo e convidando outra para jantar. E as mulheres deveriam fazer o mesmo em vez de estender uma dor que poderia ter fim ontem mesmo.

Agora, se as mulheres são tão complexas e os homens são tão descomplicados, por que é que os homens sabem como "conquistar" as mulheres e elas nem sequer conseguem entender os homens?

É porque os homens jogam! Sim, amiga, os homens jogam, e as mulheres se negam a acreditar que os relacionamentos são um jogo. Elas se negam a acreditar que os sentimentos que eles às vezes demonstram não são reais.

A mulher quer que a vida dela aconteça conforme o seu conto de fadas. Ela quer que o príncipe encantado olhe para ela e a ame à primeira vista. Amiga, o máximo que pode acontecer é um homem ter tesão à primeira vista e ficar curioso para conhecê-la. É o ego e a testosterona dele agindo. E sabe quantos homens são assim? Todinhos...

Eu vejo mulheres colocando num pedestal homens engravatados, homens que são médicos e juízes, entre outros. Elas criam na imaginação a figura de um cara austero, sério e que está acima dos outros. Elas imaginam que esses caras têm sentimentos mais nobres que a maioria dos homens.

A mulher magnética não coloca os homens num pedestal e não os vê com olhos utópicos. A mulher magnética vê os homens de forma real, como seres humanos normais, com qualidades e defeitos. A mulher magnética não enfeita a realidade nem joga purpurina nela para se iludir. Ela jamais conta historinhas para si mesma.

Amiga, você é daquelas que fantasiam a respeito de um homem? Você é daquelas que se alimentam de ilusões? Você é daquelas que olham para um homem engravatado ou que tem status social e cria uma imagem de perfeição e superioridade? Você precisa urgentemente tirar essa imagem da sua mente!

O ego e a testosterona batem igual para todos eles. Quando eu era garota de programa conheci homens ricos, homens pobres, homens com poder, homens comuns, homens que viviam engravatados, homens famosos, líderes religiosos, homens com cargos de confiança e homens estudados – e quer saber? Todos são iguaizinhos quando o assunto é mulher. Você tira o status da profissão e ele vira um cara normal, como todos os outros.

Cansei de ver como mulheres abrem mão do seu poder pessoal só por estarem namorando um médico, por exemplo. Nossa, um médico? Não acredito! A namorada de um médico imagina que ele é perfeito e vive num mundo à parte, de beleza e austeridade. O próprio médico sabe que tem uma vida comum, que trabalha muito e não vê a hora de ficar à vontade. No fundo, ele é igual aos outros homens. Bote um médico numa roda de homens, distribua umas cervejinhas e você vai ver como ele se mistura, começa a falar sobre sacanagem e a perguntar onde é que tem mulher e quando tem jogo de futebol!

Ele pode fazer pose de sério na sua frente, mas homem nenhum gosta de ser sério. Quando ele está fora do seu ambiente de trabalho, a coisa mais chata para ele é ter gente séria em volta.

Então, amiga linda, você não vai fazer pose de mulher séria com papos sérios com um homem quando estiver passeando com ele, certo? A mulher magnética sempre tenta quebrar a formalidade entre ela e o homem com quem deseja se relacionar.

Ainda que ele seja médico ou juiz, veja-o e trate-o como um cara comum, tão comum como todos os outros homens da face da Terra. Não o veja como inferior a você, mas também não o veja como superior.

Você conheceu um homem "especial" e "superior"? Trate-o como se o considerasse igual a você! Ele vai respeitá-la e se interessar mais por você.

A maioria das mulheres não sabe disso, mas os homens não curtem mulheres que agem de maneira formal. Contudo, as mulheres tentam passar a imagem de que são distintas, sérias, corretas, ou seja, que são mulheres para casar.

Olha: os homens não estão interessados nisso. Eles gostam de mulheres que são soltas, bem-humoradas, divertidas, inteligentes e independentes emocionalmente. Os homens gostam de mulheres que têm histórias para contar, ainda que essas histórias sejam incríveis.

Se você tem uma vida comum, com um dia a dia muito comum, se você só faz coisas comuns e pensa de maneira comum, então aos olhos dele você é uma mulher comum. Um homem não pode se sentir verdadeiramente interessado por uma mulher comum. Ele tem de vê-la como uma mulher interessante! A mulher magnética é sempre interessante, seja pelo que diz, seja pelo que faz.

Se você só tem histórias comuns para contar, vamos tornar a sua vida mais interessante! Visite lugares interessantes, onde você possa vivenciar experiências diferentes. A maneira de prender a atenção de um homem é conversando com ele sobre aventuras, experiências e visitas a lugares fascinantes.

Já sentou para conversar com algum cara que lhe contou as viagens que já fez e as pessoas diferentes que conheceu? Você ficou encantada e o achou incrível? Você precisa fazer exatamente o mesmo: deixá-lo encantado pela sua conversa, que não deve ser nada trivial. Nada de perguntar onde ele mora e como está o clima lá.

Se a sua vida é comum demais, apimente-a, amiga linda! Que tal se enfiar numa excursão diferente? Pode ser um desses pacotes de viagens econômicos, parcelados em mil vezes. Que tal fazer um retiro espiritual com um grupo budista? Permita-se viver experiências diferentes. Faça um curso de mergulho, de fotografia, de teatro, de paraquedas, de judô ou de sobrevivência na selva! Nade com os golfinhos. Saia da rotina!

Sair da rotina não necessariamente significa gastar dinheiro. Você pode passar uma semana em um dos centros planetários do Trigueirinho. É gratuito! Você estuda e se hospeda em troca de serviços para a comunidade. Ou então passe uma semana em um centro budista.

Para a sua vida ser interessante você precisa sair da rotina. Não há outro jeito. Assim que você sair da rotina, a sua autoestima vai começar a melhorar muito. Você vai começar a se apaixonar pela sua vida e os homens também vão se apaixonar pela sua vida. Eles vão sentir vontade de estar com você.

Acredite: já conheci muita mulher inconformada que dizia que fazia tudo direitinho, se cuidava, passava batom, fazia faculdade, era boa gente, era querida por todos e mesmo assim não arranjava ninguém que a convidasse para jantar. Uma mulher certinha demais é uma mulher chata.

Não estou aqui para ofender ninguém, mas quero que você reflita sobre até que ponto é válido se cobrar uma postura tão rígida na vida.

Se você é uma pessoa que anda 100% na linha, fala só o que deve, cumpre todas as regras, tem horários 100% regrados e não pisa no tomate, eu vou querer você trabalhando pra mim, mas dificilmente vou levantar com aquela vontade de hoje sair pra bater papo com você.

Você quer que um homem a procure? A deseje? Morra de saudade de você? Tenha vontade de vê-la? Então no mínimo ele tem que achá-la interessante e ficar com vontade de bater papo com você.

Se você é casada, de igual forma você precisa ter uma vida interessante, com ou sem a participação do seu marido. Você vai chegar em casa com assunto novo e vai contagiá-lo!

Você tem que conquistar os ouvidos de um homem da mesma maneira que conquistará o pênis dele. Só assim é que ele vai amá-la. Ele quer encontrar uma mulher assim, mas também quer evitar a mulher tediosa. Não é que os homens fujam de relacionamentos; eles fogem de relacionamentos com gente que não é interessante.

O homem é um ser fantástico que é capaz de amar profundamente uma mulher. Mas esse homem não é como a maioria das mulheres o vê. Ele trilha um caminho diferente das mulheres para chegar ao amor. Ele demora um pouquinho mais do que nós para perceber e concordar conscientemente com seus sentimentos.

Uma vez que chegue ao sentimento do amor, o homem pode amar uma mulher tanto quanto ela o ama. E a mulher que um homem quer encontrar e amar é justamente a mulher magnética, uma mulher poderosa, com autoestima sólida, que o seduz mexendo com as emoções dele e que o leva à loucura na cama.

O QI emocional da mulher magnética

O seu comportamento social depende do modo como você pensa e se sente. Se a mulher magnética pensa de maneira diferente da mulher comum, o seu comportamento em sociedade também será diferente, tanto na forma de se expressar e interagir quanto na sua postura física. É justamente essa postura distinta que acaba magnetizando a atenção para ela.

Sabemos que a primeira impressão que as pessoas têm de você é muito importante. Ela tende a ser a imagem que levarão de você por muito tempo ou até que você demonstre nitidamente ser diferente. Então vamos começar as suas relações pessoais e profissionais de um jeito positivo, para que todos a vejam como uma mulher poderosa e magnética.

Ao mesmo tempo, vamos fazer com que as pessoas que já conhecem você – os homens em primeiro lugar – passem a vê-la de forma diferente e passem a respeitá-la e admirá-la.

Se você for casada, adote uma nova postura para que o seu marido se interesse mais por você, passe a valorizá-la mais na relação e se sentir orgulhoso de estar ao seu lado.

Anos depois de casada, você não será mais um mistério para ele. O mistério é um elemento-chave da sedução, como veremos mais adiante. Mas embora seu marido não a veja mais como misteriosa, ele ainda pode vê-la como poderosa. Homens sentem atração por mulheres misteriosas, mas eles também sentem atração por mulheres poderosas.

Todo mundo nota a mulher magnética. Ela é diferente das outras mulheres pela sua atitude, pela sua postura social e pela sua desenvoltura. Ela tem uma energia que atrai o olhar dos outros, independentemente da sua beleza ou da sua altura. Ela emana uma energia diferente, um magnetismo que faz com que todo mundo preste atenção nela.

Ainda que não tenha essa intenção, a mulher magnética atrai todos os olhares quando entra em um ambiente. É a energia dela? Sim, a energia da autoconfiança!

Por ter autoconfiança ela pisa firme, segura e tranquila e atravessa uma multidão sem se sentir inibida. Ela não anda com arrogância, e sim com naturalidade. Em nenhum momento ela se encolhe ou parece estar desconfortável ou preocupada. Ela não tem nada a esconder. Não tem por que se envergonhar. Ela se sente tão bem consigo mesma que chamar a atenção é normal para ela, como se andasse sozinha pela rua.

A mulher magnética simplesmente não se importa com o que estão pensando. Ela não se importa se está agradando ou não. Ela não pensa se é perfeita. Ela não está presa a um script mental. Ela se basta! O objetivo dela não é chamar a atenção, e justamente por isso ela a chama.

Muitas mulheres desejam ser o centro das atenções, mas acabam evitando isso porque ficam muito nervosas e ansiosas quando pensam em ter os olhares voltados para elas.

Então a mulher que ainda não é magnética deseja muito centralizar a atenção, mas evita qualquer situação em que isso possa acontecer. Por quê? Porque ela pensa que magnetizar é o mesmo que ser uma mulher exibida. Ela não quer ser uma pessoa exibida. Foi ensinado a ela que ser exibida é feio e que ela precisa ser discreta e humilde. Então ela aprendeu a não sobressair aos outros de maneira alguma.

Se esse for o seu caso, amiga linda, espero que este livro amplie a sua visão e a faça refletir sobre as verdades impostas a você desde que nasceu.

Uma dose de exibicionismo pode ser superinteressante! Desinteressante é a pessoa que se esconde em si, que se esconde nas suas roupas, que se esconde numa postura certinha e padronizada, tentando ser politicamente correta, e que evita expandir o seu potencial porque isso pode ser arriscado. Desinteressante é viver a vida sempre se perguntando o que os outros vão pensar e o que os outros podem vir a falar.

Amiga, o que exatamente você quer da sua vida? Viver na média só para não receber nenhum olhar de desaprovação? Mesmo assim você receberá! Ou você quer expandir o seu potencial e o seu magnetismo? Você quer viver o que deseja da forma como deseja porque ser livre a faz feliz, independentemente da aprovação alheia?

Eu escolhi a segunda opção e estou certa de que foi o melhor para mim! O que é o melhor para você? Se é a segunda opção, então inevitavelmente você vai ter de deixar a opinião alheia para trás e passar a se importar menos com o que os outros pensam.

Se você quer agir com naturalidade em situações que hoje lhe causam nervosismo, você precisa vivenciar centenas de vezes a mesma situação até se tornar imune ao nervosismo que ela lhe causa. Assim você passará a agir naturalmente.

Se você quer que um homem lhe dê poder, você não pode ficar nervosa na presença dele. Logo, homem tem de ser algo normal na sua vida. Circular entre os homens tem que ser normal para você.

Quando comecei a dar palestras, minutos antes de entrar no palco eu ficava com a mente a mil, porque era uma situação nova. Por não querer errar e por receio de esquecer os tópicos, eu ficava muito nervosa. O tempo foi passando. Tornou-se algo tão natural subir no palco e falar por várias horas seguidas que faço isso hoje naturalmente, sem nenhum nervosismo. Para mim isso se tornou arroz com feijão!

O mesmo aconteceu no programa *Mulheres*. Embora ninguém imaginasse, nas primeiras vezes que fui à Cátia Fonseca, eu orava nervosamente minutos antes de entrar e só me acalmava quando começávamos a conversar sobre sexo. Mas fui exposta tantas vezes a essa situação que hoje não sinto um pingo de nervosismo e não me faço cobrança alguma quanto ao meu desempenho, porque sei que naturalmente ele vai fluir.

Então, se você quer perder a timidez em lugares públicos, centralizar a atenção e magnetizar os olhares sem se sentir nervosa, é preciso que você se exponha à mesma situação de forma repetida. Vai chegar um momento em que você não vai mais achar difícil fazer as coisas com naturalidade. O medo não vai mais bloqueá-la. Mas é indispensável que você encare esse medo várias vezes, até ele sumir.

A mulher magnética e poderosa sempre age com naturalidade e tranquilidade, mesmo que ela não tenha nascido assim. Ela não nasceu pronta emocionalmente, mas foi se desenvolvendo.

A nossa maturidade emocional tende a vir com o passar dos anos, mas ela nem sempre acompanha nossa idade cronológica. Há mulheres de 35 anos com um QI emocional de adolescente, agindo de maneira infantil nos relacionamentos.

O biólogo Jean Piaget afirmou que 80% das pessoas possuem um QI emocional infantilizado, como se fossem adolescentes em corpos de adultos. Por mais que tenham responsabilidades diversas, o comportamento emocional e social delas é de extrema imaturidade. Lido com mulheres o dia inteiro, ouço desabafos, leio e-mails, faço aconselhamentos todos os dias, e é verdade: a maior parte das mulheres ainda não cresceu emocionalmente. Você só será uma mulher magnética quando tiver desenvolvido o seu QI emocional.

A mulher com QI emocional infantilizado visa causar efeito sobre o outro por satisfação do ego e necessidade de atenção. É uma forma de tentar suprir a sua carência. Todas nós somos assim na adolescência, mas esse comportamento não pode ser eterno.

As mulheres que crescem emocionalmente magnetizam a atenção alheia. Mas elas não precisam chamar a atenção; elas simplesmente se destacam das outras mulheres por serem amadurecidas emocionalmente. Esse amadurecimento emocional está ao alcance de qualquer mulher – há mulheres com 18 anos que já o conquistaram.

Um dos motivos pelos quais escrevi este livro é ajudá-la a identificar o seu estado emocional. Se você é uma mulher infantil ou adolescente, você pode e deve crescer e passar a ter as atitudes e a postura de uma mulher que amadureceu emocionalmente.

Você pode identificar uma mulher com QI emocional infantilizado pelo seu discurso e pela sua filosofia. A mulher infantilizada diz que quer ver um homem rastejando aos pés dela. Ela diz que quer ver um homem louco por ela, pensando nela 24 horas por dia. Ela diz que o homem só pode ter olhos para ela e age de maneira infantil nos relacionamentos. Ela chora por atenção, briga por ciúme e fica emburradinha e bravinha quando o homem some. Ela manda mensagem pedindo atenção e fica magoada por pouca coisa. Ela fica abalada por situações sem real importância, como o fato de o homem ter conversado com outra mulher.

Você pensa e age assim, amiga linda? Então você ainda não cresceu.

O discurso e a filosofia de uma mulher magnética são diferentes. Ela deseja que um homem se apaixone por ela porque ela quer ser valorizada na relação. Ela não tem sede de pisar no outro, muito menos de vê-lo aos pés dela para a satisfação do seu ego. Ela quer um homem tão forte quanto ela, não um ser submisso. Ela é sensível, mas não se abala por qualquer coisa. Ela se magoa por motivos reais, como falta de respeito, mas ela não é feita de açúcar. O homem não tem que estar sempre pisando em ovos para não feri-la.

Fiz este livro para que você se torne uma mulher magnética

com maturidade emocional. Muitas mulheres estão estacionadas numa forma imatura de pensar e de se comportar nos relacionamentos. O que você vai querer?

Se você ainda não cresceu emocionalmente, não se desespere, não se estresse nem se culpe. Calma! Todas as poderosas foram assim um dia. Você vai evoluir e aos poucos vai assumir o comportamento de uma mulher poderosa.

A mulher poderosa sabe o que quer, tem opinião própria e fala com todos de igual para igual. Ela não caminha pelos cantos da sala porque está intimidada ou porque hesita em chamar a atenção. Ela também não caminha pelo centro da sala porque quer que todos notem que ela chegou. Ela caminha entre todos porque ela quer atravessar a sala e não vai ser intimidada por isso. Ela tem liberdade social.

Quando você estiver em um local público, com muitas pessoas, encare a situação: atravesse pelo meio, caminhando com muita naturalidade. Esse será o seu exercício diário a partir de hoje. Ao enfrentar uma e outra vez situações sociais que lhe causam nervosismo, você vai perder o medo paulatinamente e vai ganhar cada vez mais liberdade social.

O que é liberdade social? É a liberdade de fazer e dizer o que você bem entender no meio de outras pessoas e em lugares públicos. É a capacidade de agir e falar sem pensar no que os outros vão pensar ou dizer. Atenção: liberdade social não é fazer escândalo em público porque você está desesperada pela atenção alheia e porque só a atenção alheia vai suprir as suas carências afetivas. Liberdade social é se sentir à vontade no meio de muitas pessoas, ainda que sejam desconhecidas. Liberdade social é se sentir cômoda na própria pele, esteja com quem estiver, sem nervosismo, nem cobrança, nem um desejo desesperado de agradar. Liberdade social é uma das características inconfundíveis da mulher magnética e poderosa.

Se lhe faltar coragem, uma frase que sempre uso quando

preciso me dar uma forcinha, seja para falar em público ou caminhar em meio à multidão: "Se eu não tiver coragem para fazer isso, vou ter coragem na vida para fazer o quê, meu Deus?".

Então levante a cabeça e encare. Diga-se: "Aguenta, vai!". Nunca guarde as mãos no bolso: isso mostra que você está insegura e quer se fechar e se encolher. A mulher magnética não tem motivos para se encolher e muito menos para se fechar num casulo porque tem medo ou se sente inibida.

A mulher magnética e poderosa pode usar um salto alto? Lógico que sim! Talvez ela queira impressionar um homem que a interessa. Ela é inteligente para saber que os homens apreciam mulheres de salto alto. E ela também sabe que o salto pode aumentar a autoestima dela e fazer com que se sinta mais bonita. Ela também pode usar o salto alto como um apoio até que ela esteja 100% sustentada no seu emocional. Mas ela sabe que é poderosa com ou sem salto e que o sustentáculo da sua autoconfiança é bem mais sólido do que um salto.

A mulher magnética sabe quem ela é. Mas ela também sabe que nem sempre o outro sabe! Então ela envia mensagens, não para se autoafirmar, e sim para se comunicar. Quando ela coloca o salto, não é para afirmar perante o mundo: "Olha para mim! Preciso que me olhe!", e sim para comunicar a um homem interessante que ela é tão magnética quanto ele, como se ela estivesse dando a esse homem um sinal para não perder a oportunidade de interagir melhor com ela.

Grande parte da comunicação humana é não verbal. A sua comunicação não verbal é feita pela sua postura, pela sua linguagem corporal e pelo seu olhar. Por exemplo, um leve retorcer do canto da boca já indica que você não gostou de alguma coisa sem que você precise explicar.

Ao entender a importância da comunicação não verbal, você passa a se conhecer melhor e a traçar o perfil das pessoas que se aproximam de você. Assim você começa a entender quem está diante de você e o que quer com você.

Preste atenção na sua comunicação não verbal, amiga linda! Quando você se sentar, não coloque as mãos embaixo das coxas, tentando escondê-las. A sua postura diz muito sobre quão confortável você se sente consigo mesma e com quem está à sua volta. Procure não sentar com os pés juntos e as mãos sobre os joelhos. Essa é a postura da mulher que se importa demais com o que os outros pensam dela e que portanto se posiciona de forma certinha. É a postura de uma mulher criada para ser convencional e nunca desagradar.

A mulher poderosa não está preocupada em se mostrar certinha para ninguém. Ela não tem a intenção de que todo mundo à sua volta a aprove. Isso simplesmente não faz parte das suas metas de vida. Ela tem coisas bem mais importantes a fazer!

Quando você for sentar, cruze as pernas, apoie as costas em algum encosto, abra os braços de maneira confortável e assuma uma postura natural e solta. Essa postura expansiva emite sinais de poder. O fato de sentar com braços abertos ou em movimento emite uma mensagem subliminar de que você está pronta para entrar em ação a qualquer momento. A disposição de agir distingue a mulher que é poderosa da que não é.

Amiga, ainda que hoje você não se sinta poderosa, assuma essa postura. A sua postura tem reflexo sobre o seu emocional. Com o passar do tempo, a mudança na sua postura criará uma mudança na sua autoestima e fará com que a energia da mulher poderosa entre em você. Comece fingindo que é poderosa e, quando menos esperar, você já vai estar acreditando em si mesma! A sua postura, o seu olhar e a sua voz são como bengalas que ajudam a assumir a atitude de uma mulher poderosa até que você não precise mais delas para andar com as próprias pernas.

O seu olhar também passa uma mensagem de poder. Não

olhe para baixo, a menos que o seu anel tenha caído. Olhe para a frente. Olhe nos olhos das pessoas. Ao evitar o contato visual, você passa a mensagem de que não está interessada ou que se sente menos do que os outros. Muitas mulheres sentem-se inibidas e por insegurança e timidez desviam o olhar dos homens e de outras pessoas.

Um homem olhou nos seus olhos? Devolva-lhe o olhar! Se ele não a interessa, mas por alguma razão você quer continuar a conversa e fingir que não percebeu o flerte, faça um meio sorriso e pergunte: "O que foi?". Assim você não perde a pose de poderosa e o deixa sem ação. Se ele não a interessar, então desvie o olhar mesmo e mantenha o foco naquilo que a interessa. Mas nunca desvie o olhar, em uma ação de fuga, quando um homem a interessar. Você não precisa fazer o papel da ingênua tímida e ruborizada. Seja poderosa, mas sem repetir o comportamento das personagens açucaradas dos romances bucólicos.

Você já se interessou por um homem e quando ele correspondeu ao flerte você desviou o olhar por nervosismo e por não saber como agir? Se ele a interessa e você está aberta a conversar, continue olhando nos olhos dele e sorria. Pronto, já deixou a janela aberta! Na verdade, você deixou o portal escancarado, amiga! Ele olhou, você olhou e sorriu? O resto é por conta dele.

Se você estiver conversando com um homem e ele falar sem olhar para você ou olhando em outras direções, isso significa que ele não está interessado em você, a menos que tenha acabado de dar falta da carteira. Ao interpretar os sinais de um homem, você pode armar a sua estratégia e também poupar o seu tempo. O tempo é precioso para a mulher poderosa!

Comece a olhar os homens nos olhos enquanto caminha na rua. Isso é um treino diário que você faz para se acostumar a estabelecer contato visual. Quanto mais contato visual você estabelecer, mais você vai se acostumar com os olhares na sua direção e com a presença masculina na sua vida. É a única forma de perder a inibição.

O fato de ter sido garota de programa me ajudou muito a exercer a liberdade social e a lidar com muita naturalidade com os homens. Pense em todas as noites de trabalho que tive durante os cinco anos de profissão! Com quantos homens diferentes eu conversava por dia? E quantas vezes eu não tive de ir até um homem na boate para tentar puxar papo e seduzi-lo para que fôssemos para o quarto? A prática leva à perfeição!

Depois de atender a mais de 5 mil clientes, obviamente o relacionamento com os homens se tornou algo fácil para mim. Você não precisa ser uma garota de programa para adquirir essa naturalidade com eles. Mas você precisa, sim, conhecer homens e passar a conversar com eles.

Quando você olha nos olhos de um homem que a interessa você está dizendo: "Eu sei o que quero!"; "eu não tenho medo de você!"; "eu ouso invadir a sua alma!"; "eu sou poderosa!". Faça-o permanentemente, amiga linda! Poucas mulheres o fazem.

E quando você lança um olhar de sedução dentro dos olhos de um homem, sabe o que acontece com ele? Ele acende. Ele se sente vivo. Ele fica eufórico. Então, abandone todo e qualquer receio de encarar as pessoas, principalmente os homens.

A esse olhar magnético, acrescente também o tom de voz da mulher poderosa. Se estiver a sós com um homem, a mulher poderosa fala mansamente e de forma pausada. Ela usa um tom de voz baixo, que o convida a chegar perto. Ela evita ser o apito que incomoda os ouvidos. Ela fala calmamente, como se tivesse acabado de acordar e estivesse com uma certa preguiça. Esse jeito de falar anestesia os homens e os deixa bobos. É um jeito que mexe com a libido deles, fazendo com que fiquem ligados a você e lhe deem poder.

A mulher poderosa não grita. Ela não fala alto. Ela não fala de forma estridente. Ela fala de forma firme e serena. Ela não fala palavrão. Amiga linda, retire do seu vocabulário qualquer expressão do tipo "caralho, foda, puta que pariu, vai tomar no cu, vai se foder, porra". Essas são gírias da grande massa e mulher poderosa se destaca da grande massa. A mulher poderosa evita gírias porque ela é autêntica e não se deixa influenciar pelas tendências. Ela não exagera com a etiqueta e não tem frescura. Contudo, ela tem classe e educação e usa uma linguagem adequada ao ambiente.

Não se preocupe, amiga linda! Você vai ter a hora de falar os seus palavrões e de descer do salto! Você vai fazer tudo isso e mais na hora da cama. Na cama você pode descer até o último nível e usar salto zero. E será considerada uma mulher linda.

Falar palavrão no dia a dia é desnecessário e deselegante. Evite palavrões em público ou quando estiver a sós com o homem que a interessa. Guarde a surpresa da sua boca suja para a hora do sexo!

Se você e o homem que a interessa estiverem em um grupo de pessoas, mantenha o interesse do grupo em você. Ao constatar que outras pessoas se sentem atraídas por você, ele vai lhe dar mais valor. Quando estiver conversando em um grupo com mais de três pessoas, não fale no mesmo tom com que conversaria a sós com um homem. Fale em um tom de voz aberto, mas sem deixar a voz aguda ou alta, gesticule de forma expansiva e movimente bastante as mãos. Os homens são muito sensíveis ao seu tom de voz e não suportam um tom agudo com timbre alto. Use as mãos para gesticular a fim de mostrar a sua desenvoltura. A mulher magnética e poderosa é desenvolta. Ela desenvolve uma boa conversa.

Ainda que a sua comunicação não verbal seja magnética, para você magnetizar a atenção das pessoas à sua volta o seu discurso também tem de ser atraente. Os homens sentem-se atraídos por um discurso interessante pronunciado com autoconfiança. Amiga, não existe uma pílula mágica que você possa tomar ou um simples gesto que você possa imitar para que todos os olhares se voltem para você. É claro que se você tem 1,80 m de altura, todos vão olhar para você. Mas se você quer que continuem olhando, o seu discurso é fundamental. De nada adianta ter 1,80 m de altura e só falar coisas chatas.

Você sabia que tenho 1,58 m de altura? Sabia que mesmo assim consigo magnetizar os homens? Uma mulher magnética pode crescer muito diante das pessoas pela sua energia, pelo que fala e pela maneira como se comporta. Sim, as baixinhas também podem magnetizar a atenção dos homens!

Como magnetizar o olhar dos homens

A maneira como você se veste também magnetiza os olhares masculinos. Amiga, por que você acha que eu uso tanto vermelho? O vermelho se destaca e seduz. A minha coleção de vestidos vermelhos é imensa. Se eu chegar a uma festa e estiver vestida de vermelho, todo mundo vai me olhar, porque vermelho é uma cor que vibra. Obviamente eu sei que não posso me apoiar somente num vestido. Mas você pode abusar do vermelho também. E do decote. Não precisa ser um decote superprovocante; um decotinho com um salto alto e uma postura tranquila da mulher que atravessa um salão repleto como se estivesse atravessando a calçada para ir até a casa da vizinha seria sensacional!

A sensualidade é um superpoder da mulher magnética que muitas mulheres não usam. Muitas mulheres se sentem vulgares se estiverem vestidas de forma sensual. Liberte-se dessa mutilação social! Esqueça as mensagens subliminares que recebeu desde que nasceu segundo as quais as moças boas e de respeito não usam da sensualidade para se beneficiar.

Quer saber? Eu uso a minha sensualidade a meu favor sem o menor pudor. Se eu tenho uma arma poderosa, vou ignorá-la por quê? A sua sensualidade faz milagres na sua vida. Você vai escondê-la porque tem medo do que possam falar de você?

A mulher magnética tem consciência do poder da sua sensualidade e usa esse poder em seu próprio benefício sem prejudicar ninguém. Homens adoram mulheres sensuais. Eles babam. Eles ficam loucos. Eles perseguem mulheres sensuais. Eles têm um faro para a sensualidade que os deixa iguais a um cachorro tonto quando uma mulher lança sensualidade para cima deles.

A sua beleza e a sua feminilidade são as suas armas. Use-as! Não se envergonhe. Não as esconda. Liberte-as sem culpa alguma. Esqueça, amiga linda! Eva não pecou. Adão comeu a maçã porque quis! Ele não era nenhuma ameba e Eva fez muito bem em lhe oferecer a maçã! O problema foi que os autores bíblicos jogaram a responsabilidade de Adão sobre a sensualidade de Eva. Eu particularmente acho que os dois gostaram de comer a maçã e que Deus não os expulsou do paraíso coisa nenhuma!

Agora, se por convicção religiosa você acredita no Livro de Gênesis, respeito a sua crença, mas convido-a a analisar a sua interpretação desse episódio bíblico. Tem certeza de que a única conclusão a tirar é de que você tem que esconder a beleza feminina que Deus lhe deu e viver sempre com vergonha e se escondendo? Amiga linda, você é mulher e precisa se assumir plenamente como tal, sem culpa e sem vergonha, para que possa ser feliz e atrair o relacionamento que tanto deseja. Não dá para continuar vivendo com medo!

Assuma a sua sensualidade como uma mulher poderosa! Quando for a uma reunião de negócios, vá linda! Faça maquiagem, vista-se com uma sensualidade apropriada à ocasião e escove o cabelo. As chances de ganhar nos seus argumentos aumentam. Você precisa entender que a sua sensualidade aumenta a dose de testosterona lançada no sangue dos homens à sua volta, queiram eles ou não e tenham ou não interesse em você. Na medida em que a taxa de testosterona deles sobe a inteligência deles diminui. Testosterona e inteligência são inversamente proporcionais, amiga linda! Quando um homem está descerebrado, você pode convencê-lo de qualquer coisa e até fazer com que se apaixone por você.

Você não deveria deixar de usar sua sensualidade nunca. Pare de vê-la como um mal que precisa combater. Experimente chegar a um posto de gasolina vestida de forma bem feminina para ver se não aparecem instantaneamente uns três funcionários homens para atendê-la.

Vá até a delegacia vestida com um decote e salto alto e dê queixa de um roubo e você verá que o policial se oferecerá para levá-la em casa se você precisar, protegê-la se você quiser e lhe servir um cafezinho ou uma água para você se acalmar. Use um batom vermelho e peça para o gerente do banco aumentar o limite de crédito do seu cartão. Ele fará o possível e o impossível para que isso aconteça. Sabe por quê? Porque os homens adoram mulheres sedutoras.

Ao se vestir de maneira sensual você não está se oferecendo para ninguém. Vestindo-se de maneira vulgar, sim, mas de maneira sensual não. Vestindo-se de maneira sensual você está expressando a sua natureza de mulher, apenas isso.

Muitas mulheres acham que ser sensual e ser vulgar são a mesma coisa, mas não são. Vulgaridade é quando você é explícita. É quando o seu vestido quase mostra o bumbum, quando o seu decote quase deixa o peito pular para fora. Na vulgaridade há exagero. Na sensualidade há um mistério que brinca em se revelar, mas continua protegido.

Para ser sensual e feminina sem ser vulgar, você pode misturar dois itens da seguinte lista: um batom de cor forte, um decote, uma cintura marcada, uma blusa transparente com sutiã trabalhado, uma calça justa, um salto alto ou olhos delineados e marcados. Se usar dois desses itens ao mesmo tempo, você vai acender e magnetizar o olhar dos homens em sua direção e vai obter mais facilmente o que deseja deles. Você não vai passar a imagem de que está caçando. No entanto, se juntar todos os itens da lista de uma vez só, realmente vai passar a imagem de que está caçando.

Vamos a um exercício, amiga linda?

Exercício 2

Lindona, vou pedir que você use durante uma semana um batom de cor forte. Pode ser vermelho ou rosa. Escolha a cor que mais combina com você. Rompa com o seu receio de usar batom chamativo. Experimente e você vai ver quantas coisas incríveis acontecem quando você pinta os lábios. Você não tem batom? Vamos comprar! Existem tons vermelhos e cor-de-rosa que são lindos! Quer algumas dicas? Ruby Woo, da marca MAC, é chique, lindo e provocante. A marca Natura tem outros tons de vermelho lindos, assim como a marca lab. Duda Molinos. Está sem grana para comprar um batom? Na farmácia tem por 5 reais!

Amiga, tenho provas de sobra do poder de um batom vermelho. Os homens adoram! Se um homem lhe disser que gosta de mulher sem batom e maquiagem, na verdade ele está querendo apagar o seu brilho e não quer que você chame atenção por aí. E ele faz isso porque sabe quanto ele se sente atraído por uma mulher que usa um batom chamativo.

Use o batom até para trabalhar. Vou lhe provar com este exercício que você está equivocada em achar que batom vermelho não combina com ambiente de trabalho. Se você pensar assim é por causa de um antigo resquício de pensamento ultrapassado segundo o qual batom vermelho é vulgar. Essa é uma ideia antiquada. Hoje, usar batom é algo jovial e moderno. As mulheres poderosas e confiantes de hoje usam batom.

Tenho certeza absoluta de que, se você fizer esse exercício, você receberá muitos elogios! Mas tem que ser uma semana usando direto, *pink* ou vermelho-rubi! E não se dê a desculpa de que essas cores não combinam com as suas roupas. Combinam, sim! Se o vermelho não combina com o seu tom de pele, o rosa vai combinar.

Amiga linda, feche este livro um instante e vá até o espelho passar o batom e ver como está lindo. Vamos romper essa barreira logo!

A mulher magnética está disposta a romper com velhas formas de pensar se ela achar que elas não estão mais contribuindo com sua vida. Mesmo que sejam verdades que a acompanharam a vida toda, ela está disposta a deixá-las de lado. A mulher magnética procura ser cada dia melhor. Ela está em constante transformação. Ela se atualiza e renova os seus pensamentos e comportamentos permanentemente. Ela não é uma mulher à moda antiga.

O que a mulher magnética e poderosa nunca deve fazer

A cada página que você lê deste livro, amiga linda, você vai sentir que aquelas velhas mentiras que sempre contou para si mesma estão se tornando cada vez menos relevantes para você. "Ninguém nunca vai me amar de verdade." Mentira! "Vou ficar solteirona para sempre!" Mentira deslavada! "Ninguém me dá valor." Mentira patética! "Os homens só vêm para me machucar." Mentira! São mentiras que vão perder cada vez mais força a cada página deste livro que você ler.

Hoje você se esforça para não ter pensamentos negativos. Hoje você se esforça para ignorar o que os outros pensam de você. Hoje você se esforça para agir como uma mulher poderosa. Amanhã você vai fazer tudo isso de forma muito natural. Tudo isso vai ser parte da sua rotina diária. Vai ser como dirigir, amiga linda! Ninguém que dirige faz isso de forma concentrada, raciocinando e coordenando os movimentos de embreagem com o acelerador. Quem dirige está ligado no piloto automático, porque dirigir já faz parte da rotina. O cérebro nem precisa esquematizar cada passo, pois tudo já está memorizado. Se agora você está mais vibrante e mais positiva do que estava quando começou a ler este livro, saiba que você vai mais longe ainda!

Com o passar do tempo, você vai pôr em prática o que está aprendendo neste livro e vai ter atitudes mais assertivas. Você não vai mais precisar pensar muito no que é certo fazer para melhorar a sua relação. E se a relação não lhe trouxer satisfação e felicidade, você vai saber sair dela com dignidade e discernimento. E, já que saber fazer a coisa certa é tão importante como saber o que jamais fazer, vou lhe ensinar o que você não pode fazer de jeito nenhum em relação a um homem, seja na vida pública, seja na vida íntima do casal. O motivo principal para jamais ter nenhuma das atitudes que vou descrever é que são atitudes que fazem você abrir mão do seu poder e magnetismo feminino. E uma mulher magnética e poderosa jamais faria isso, não é mesmo, amiga linda?

Existem mulheres que fazem coisas tão prejudiciais a si mesmas que os homens mudam de ideia e desistem de sair com elas. Preste atenção, amiga linda, para você nunca repetir as condutas que vou descrever, a menos que você nunca queira ter um relacionamento.

Se você é casada, você também precisa evitar essas condutas, senão seu marido vai deixar de admirá-la. São atitudes e expressões que deixam a mulher em uma situação de inferioridade, sem nunca resolver nada. São posturas que não levam a lugar nenhum e que a desvalorizam. Se você está num casamento de muitos anos e o seu marido perdeu o encanto por você, sem que você saiba quando nem como, o mais provável é que seja por causa das condutas que vou descrever.

A primeira conduta que você precisa evitar é demonstrar carência afetiva no seu dia a dia, amiga linda! A carência afetiva destrói casamentos que poderiam durar anos. Se você é solteira e demonstrar carência afetiva, você vai afastar qualquer homem.

A boa notícia é que você pode resolver a sua carência com terapia, com cursos de autoajuda, com meditação e com ações terapêuticas dirigidas a si mesma. Se você ficar dando atestados diários de que depende de um homem para tudo, que se apegou a ele, que sem ele você não vive, você vai deixá-lo profundamente angustiado. O homem passa a pensar que está preso nessa situação. Ele passa a ter dó de você e a ter sentimentos paternalistas. Ele sente que precisa protegê-la e cuidar de você como se fosse um bebê.

Amiga linda, você quer ser vista como uma mulher de verdade ou como uma criança imatura de que ele precisa cuidar? Olha, é muito bom se sentir segura e protegida, mas você está pronta para as consequências? Você aceita que ele deixe de sentir tesão por você, que ele deixe de sentir paixão e deixe de admirá-la? Você quer que ele esteja com você porque você tem o coração dele ou porque ele sente a obrigação de ampará-la?

Lógico, amiga, que você não vai passar um casamento inteiro fingindo estar forte quando você tem momentos de fraqueza em que precisa do ombro dele. Mas isso é diferente de dar sinais diários de que depende totalmente dele emocionalmente. Às vezes as mulheres não sabem dosar as ações. Para elas tudo é oito ou oitenta!

Num relacionamento a dosagem é fundamental, amiga linda! A dosagem também não significa que você deva esconder os seus momentos de fraqueza e tentar levar tudo nas costas sozinha. Não se trata de passar sufoco para manter a pose diante dele. A dosagem significa que você nunca vai usar um homem como se fosse o seu absorvente emocional, manchando-o constantemente com todo o seu fluxo sentimental!

Amiga linda, o fato de estar lendo este livro significa que você quer se transformar numa mulher poderosa de verdade. Daqui para a frente, não é qualquer coisa que vai enfraquecê-la!

Os seus momentos de fraqueza serão cada vez mais escassos.

Você quer ser uma mulher magnética que seduz o homem dos seus sonhos ou uma mulher carente e boazinha? Você quer que um homem esteja com você por amor ou por obrigação? Todos nós conhecemos o tipo de homem que está com a boazinha por obrigação. Ele se sente na obrigação de levar adiante o compromisso com ela, seja porque o tempo passou e ele não encontrou ninguém melhor, seja porque se sentiu obrigado socialmente a tomar uma atitude. Ou talvez tenha sido porque uma poderosa deu um pé na bunda dele e para se vingar ou como prêmio de consolação ele resolveu assumir a boazinha carente que nunca dará um pezão nele!

Lindona, não há mais motivos para você mostrar carência, insegurança ou baixa autoestima. Se você continuar fazendo isso será por puro vício. Você precisa largar esse vício de uma vez por todas! Leia este livro uma e outra vez e coloque as lições em prática. Depois, se quiser continuar no caminho da transformação, inscreva-se nos meus cursos no site http://mulhermagnetica.com.br e vamos trabalhar juntas de maneira mais profunda e intensa para que você se livre da carência afetiva.

Você é uma mulher inteligente e o que está aprendendo neste livro significa que a sua vida nunca mais será a mesma. Você já entendeu o porquê da sua carência afetiva. Você já tem consciência de que precisa deixar essa carência de lado. Albert Einstein disse que uma mente que se abre a uma nova ideia nunca mais volta ao tamanho original. Então, amiga linda, você não vai mais regredir. Você só vai na direção da expansão.

Vamos continuar com a lista de condutas que são incompatíveis com o magnetismo feminino. Elimine do seu vocabulário frases degradantes como, por exemplo, "você só quer uma aventura comigo". Abandone para sempre as típicas frases clichê de mulher clichê que vive no século passado.

Deixe de lado essa mentalidade retrógada segundo a qual um homem, para tocá-la, tem de querer um relacionamento sério.

Amiga, uma mulher de verdade não é feita de açúcar. Ela não se desmancha se viver uma aventura. Ela pode escolher uma aventura se desejar. A mulher poderosa não cobra resultados e não cobra estabilidade nos primeiros encontros. Ela está tranquila: se der certo, ótimo, se não der certo, próximo!

Se você é casada, não demonstre fraqueza e pare de exigir provas verbais constantes de amor do seu marido. Poupe-o dos chavões da mulher casada como "você não me ama mais" e "você nunca me amou" ou, ainda, "você só quer sexo comigo". A mulher casada que faz essas afirmações neuróticas na verdade está pedindo uma esmola para ver se levanta a autoestima dela. E nunca se satisfaz: ela precisa de esmolas dia e noite!

Você é mulher de mendigar, amiga linda? A mulher poderosa levanta a si mesma. Se você mendiga carinho, implorando para saber se ele a ama ou não, você o está encurralando. "Eu te amo" não se pede. "Eu te amo" acontece!

Pense: você está ali com aquela cara de cachorrinho abandonado e desmilinguido que está implorando por um ossinho. Qual a probabilidade de seu companheiro negar, mesmo que não esteja a fim de dar o osso? Pode ser que ele te dê o osso e diga que te ama não por convicção, mas por pena de você. Você precisa tanto do ossinho que ele não vai querer deixá-la mal. Esse é o tipo de "eu te amo" que você deseja, amiga? O "eu te amo" com farelinhos?

Nada impede que você peça para o homem da sua vida expressar os seus sentimentos, abraçá-la, beijá-la e dizer-lhe que a ama. Nada impede que você o chame para conversar se ele não demonstra carinho.

Mas evite aquela rotina de sempre fazer a mesma pergunta, mendigando a mesma resposta. Sabe o que vai acontecer? Ou ele se afasta ou ele liga o automático e diz: "Eu te amo, sim". Ele sabe que dizer "não sei" vai abrir a caixa de Pandora.

Lindona, você se ama e só isso lhe basta. O amor do outro é acréscimo, a-c-r-é-s-c-i-m-o! O principal você já tem.

Outra frase que você deve banir da sua existência é: "Você tem uma mulher em cada porto". Amiga! Uma mulher infantiloide diz isso! Pior, quando ela diz isso, parece que acabou de descobrir a América. E ainda o faz com ar de quem diz "você não pode me enganar! Eu já saquei você".

Se ela já sacou que o cara tem uma mulher em cada porto, então o que ela quer com ele? Ele pode até interpretar essa frase como um ultimato do tipo: "Para ficar comigo vai ter de escolher".

O que está por trás desse ultimato? Uma loucura! Para um homem solteiro, ter uma mulher em cada porto é normal! Isso não é nenhum crime. Ele faz muito bem em querer conhecer várias até saber o que quer e o que não quer antes de se casar. Nós mulheres é que temos uma criação voltada para a exclusividade sexual e amorosa.

O certo seria que fizéssemos exatamente como os homens. Se estamos solteiras, vamos ter experiências para nos dar a oportunidade de conhecer vários homens a fim de saber quais queremos. De forma alguma estou dizendo para você sair por aí tendo relações sexuais com tudo quanto é tipo de homem. Mas seria muito bom você também se dar a oportunidade de conhecer outras pessoas.

Você, como mulher poderosa, não vai perder tempo perguntando se ele tem outras mulheres nem vai repetir frases clichês, como a maioria das mulheres faz.

Você é casada, amiga? Então não fique repetindo que o seu marido "tem mulher na rua", que ele "pega biscate na rua", que ele "é um galinha" e que você tem certeza de que ele tem uma amante. Se você tem certeza de que ele é um galinha que pega biscate na rua e tem uma amante, o que está fazendo casada com ele? Quando ouve você recitar essa litania, ele simplesmente pensa: "Só late, mas não morde. Ela faz essa ladainha toda, mas não toma nenhuma atitude. No lugar dela eu já teria me separado se estivesse cheio dessas caraminholas na cabeça. Que trouxa!".

Ele vê a sua atitude como idiota. Para que fazer essas perguntas? Se for verdade, ele vai confessar só porque você perguntou? E você vai perguntar para ouvir que a resposta é não? Você vai acreditar piamente nessa resposta? Nem sei o que é pior!

O que é melhor é você não ser uma mulher de frases feitas e ladainhas sem fim. O melhor é ser uma mulher de atitude. Pare de perguntar! Se você descobrir alguma coisa, tome uma atitude, separe-se. Mas, pelo amor de Deus, abandone essas perguntas incessantes que não condizem com a atitude de uma mulher poderosa.

Outra frase que você precisa riscar do seu repertório é: "Você diz isso para todas". O cara chama a mulher de linda, diz que ela é uma princesa e a mulher responde com essa frase sem fundamento, quando mal o conhece. Que parâmetro ela tem para afirmar isso?

O homem que ouve essa frase vai pensar que você é uma mulher que ninguém quis e que portanto está ressentida e não acredita mais nos homens. Se ele achar que ninguém a quer então ele também não vai querê-la, porque ele se dá valor e não vai ficar com uma mulher que ninguém quis. Pior ainda, quando você diz que ele faz o mesmo elogio a todas, você está dizendo nas entrelinhas que não concorda com o elogio! Amiga, cá entre nós, ele pode até dizer isso para todo mundo, mas você é uma mulher magnética e poderosa. Lógico que você é linda! Você vai castigá-lo por dizer a verdade?

Ao discordar de um elogio que um homem faz à sua beleza, você está demonstrando ser uma mulher com baixa autoestima. Nenhum homem quer se envolver com uma mulher tão fragilizada emocionalmente que não sabe lidar com elogios! Faça como eu faço, amiga linda! Ele te chamou de princesa? Diga: "Princesa, não, rainha!". Dê um sorrisinho ou uma piscadinha. Ele te chamou de linda? Diga: "Eu sei". Essa é a resposta de que eu mais gosto, mas no mínimo você deve dizer: "Obrigada!".

Quando você concorda com o elogio e diz que sabe que é linda, você passa a imagem de uma mulher confiante, que ouve isso o tempo todo e que sabe que está podendo. Não pense que vai parecer arrogante. Você vai parecer levemente metida e engraçada, e vai entender o que isso significa no capítulo deste livro que trata da sedução.

Quando você concorda com um elogio à sua beleza e diz que sabe que é linda, você deixa a mente dele trabalhando a mil por hora! Você pode estar num casamento de vinte anos, mas ao soltar essa frase, o seu marido vai se perguntar: "Qual é a parte mesmo que estou perdendo? Tem coisas acontecendo que não estou sabendo? Ela nunca foi assim. De onde tirou isso? Por que ela está tão confiante? Mais alguém tem dito isso a ela?". Olha, mil coisas mais vão passar pela cabeça dele e isso é ótimo!

Tem até mulher que evita dizer que concorda com um elogio à beleza dela e fica tentando convencer o cara de que ele está errado! Sim, isso mesmo! Ela quer passar a imagem de uma mulher recatada, fechada, quase virgem, que sai pouco, que não se permite ser paquerada, que não dá abertura e que se protege em um casulo, como se ela fosse para poucos.

Ninguém quer casar com a virgem. A virgem pura, inocente, vulnerável e ingênua é uma fantasia na mente dos homens só para uma noite. Se as virgens fossem tão desejadas assim, eles não correriam atrás de garotas de programa e ficariam com as esposas inexperientes.

Portanto, você vai deixar de falar que é muito séria e caseira e que não gosta de balada nem de sair. Você está querendo dizer a ele que é chata? Ou está querendo dizer que é uma mulher fora do comum, diferente das outras? Se o seu objetivo é dizer que é diferente, você está louca, porque quase todas as mulheres casamenteiras vão para cima dos homens com esse papo furado. A mulher que está desesperada por angariar marido usa esse papo para dar indícios de que ela é um bom negócio. Aos ouvidos do homem, esse papo de casadeira soa assim: "Eu, eu, eu, me escolhe, me escolhe, me escolhe!".

Tudo bem se você realmente não gosta de balada. Eu também não gosto! Mas você pode dar outras respostas que a valorizam. Por exemplo, você pode dizer que não curte muito balada mas que vai ao clube de remo, ou à academia, ou que adora jogar tênis ou que se encontra com uns amigos para tocar música. E se você realmente é uma mulher caseira, fechada e sem muitos amigos, vamos logo dar um jeito nessa vida e mudá-la, porque ninguém merece viver nesse marasmo e ainda achar que é vantagem contar isso a um cara que acabou de conhecer!

Vamos agora à frase favorita das mulheres casadeiras: "Eu sou mulher para casar". Em relação a essa frase, não tenho nada a declarar! Nem abra sua boca para falar que você quer relacionamento sério, porque antes mesmo de você terminar de falar, no ouvido dele já terá soado o alarme. Qual a frase certa para substituir o atestado de casadeira? Diga que você está curtindo a vida e que cada dia é um dia. Simples assim. Você não está desesperada por nada.

Evite o excesso na hora de expor os seus sentimentos, principalmente no início de um relacionamento. O erro mais comum que a mulher comete no início do relacionamento é despejar sobre o homem tudo o que ela acha que ele deveria saber sobre ela. Mesmo num relacionamento de longa data é ótimo manter uns compartimentos fechados.

Não me venha com esse papo de dizer a um homem que você é muito séria e dedicada ao relacionamento. Ele vai saber na hora que está diante de uma mulher boazinha que faria qualquer coisa para estar com ele. Ele vai saber que mantém total controle sobre você. E vai continuar respondendo fisiologicamente a você porque é o que ele tem à mão.

Se você está casada, não adianta exercer o papel da governanta que indaga com quem ele está falando e onde ele está. Sim, você tem todo o direito de saber onde o seu marido está. O problema é quando, como e com que tom de voz você faz a pergunta. Por que você vai deixar claro que está desconfiada e que está de olho?

Existe uma forma mais inteligente de agir quando quer saber o que ele faz depois do serviço. Por exemplo, você pode pedir a ele que passe numa loja que fecha às 19 horas para pegar alguma coisa. Se não tiver compromisso, ele vai aceitar, e, se tiver, ele vai argumentar que não pode. Depois você diz que a sua irmã passou pela loja e que não precisa mais que ele vá. Viu como é fácil contornar? Ele pode até ficar desconfiado que você fez tudo isso só para saber aonde ele ia depois do expediente, mas isso não é problema. O problema mesmo é a perseguição e investigação explícitas.

Aliás, perseguição você não deve fazer jamais. E também não deve se submeter a ele, nunca. NUNCA! Evite aquela situação medíocre e ridícula em que você se expõe publicamente e permite que se refiram a você como "a polícia" atrás do marido. Não seja nunca aquela esposa que fica passando de carro em frente ao bar só para o marido ver que ela está de olho. Sabe o que ela ganha com isso? Nada.

Parece incrível, mas essas mulheres perseguidoras e investigadoras geralmente são as mais traídas! Ao criar um cerco policial, ela não evita traição. Se for da natureza do sujeito, ele vai fazer com ou sem perseguição. Assim que o carro dela dobrar a esquina, ele tira uma mulher de debaixo da mesa e a beija!

Amiga, o único jeito de deixar de ser ciumenta é pela conquista da sua autoestima. Ao conquistar a autoestima, você passa a ter pensamentos diferentes. Você passa a entender que você vale muito e que é uma honra para ele estar ao seu lado. Você passa a valorizar o seu tempo, o seu corpo e tudo o que vem de você. Você deixa de tomar atitudes que a exponham ou a coloquem numa situação de inferioridade. Se você se ama mais do que a ele, então você não vai se submeter a nenhuma humilhação.

Não me interprete mal. A mulher muito ciumenta muitas vezes tem motivos para sê-lo. Ela não enlouquece do nada. Tem muito homem que propositalmente provoca os ciúmes doentios da parceira. Contudo, ela já tinha isso latente. Só faltava o DNA ser acordado. Esse DNA está ligado a um estado mais primitivo do ser humano.

A mulher que acessa esse estado primitivo é capaz de brigar com unhas e dentes para defender o provedor dela. Os seus ciúmes estão ligados a ego e territorialismo. Você não quer que outra tome posse do homem que lhe provê conforto, sexo, status e/ou carinho. Você acredita que a sua sobrevida depende de continuar recebendo tudo isso do seu provedor. Mas essa forma de pensar é limitada. Você sente ciúmes não porque a sua sobrevida real estaria em risco se perdesse o seu provedor, e sim porque se entregou ao pensamento de escassez.

Você quer ser uma mulher primitiva com pensamento de escassez ou uma mulher evoluída com pensamento de abundância? Você acha que esse tipo de atitude tem poder? Ciúmes doentios nunca fazem parte da vida de uma mulher poderosa.

A mulher poderosa tem pensamento de abundância. Ela não se entrega à filosofia do desespero. Por isso, ela se livra do que não está de acordo com seus princípios. Ela tem inteligência suficiente para saber quando seus ciúmes têm fundamento. Ela sabe usar a observação silenciosa dos sinais para distinguir entre ciúmes que têm fundamento e ciúmes ilusórios.

Se ela tem motivos para sentir ciúmes, ela sabe que precisa pôr fim à relação. Se ela não tem motivos, ela sabe que precisa trabalhar os próprios ciúmes. O que ela não vai fazer nunca é pedir ao marido ou namorado que entenda esse lado dela. Amiga, ciúmes doentios não têm explicação.

Quando você começar a sentir ciúmes, diga ao seu cérebro que você vai se comportar e que não vai deixar que um sentimento inferior tome conta das suas emoções. Quando você começar a sentir que os ciúmes estão tomando conta do seu bom senso, quero que você se lembre de todas as situações vergonhosas em que já se envolveu por estar demonstrando ciúmes. Lembre-se de todas as vezes em que bancou a mulher louca e descontrolada e, com base nessas lembranças, freie as suas ações! Você já sabe que nunca uma crise de ciúmes sua teve bons resultados.

Quando o ataque de ciúmes começar, pare, respire e não faça nada no momento. Uma ação no calor das emoções pode gerar arrependimento posterior. Lembre que você não precisa agir naquele momento e que você vai poder tomar uma decisão posteriormente. O fato não vai mudar, mas a sua visão do fato e a sua reação podem. Evite demonstrar ciúmes em público. Fazer isso atiça a vontade do outro de continuar provocando ciúmes. Seja inteligente e não passe recibo de que se sentiu atingida e ameaçada como mulher.

Se você já sabe que o homem prefere outras mulheres a você, livre-se dele. Não se ponha no lugar de uma mulher que aceita o posto que sobra, a atenção que sobra, o tempo que sobra, a admiração que sobra e o interesse que sobra.

Se você sabe que os seus ciúmes são irreais, ou seja, sem fundamento, mas mesmo assim não consegue se controlar, tudo o que você precisa fazer é treinar para reagir bem. Leia e releia este livro e outros livros sobre comportamento humano, faça terapia e trabalhe conscientemente para melhorar a sua autoestima. Se você conseguir se controlar uma vez, as próximas vezes serão mais fáceis e você vai se sentir orgulhosa da sua própria atitude. Como você quer se sentir? Envergonhada ou orgulhosa?

Se você é uma ciumenta descontrolada, pense no seu homem. Quantas vezes ele se submeteu a situações vergonhosas? Quantas vezes ele esteve sob ofensas e ameaças sem ter feito nada? Quantas vezes você estressou a relação? Quantas vezes ele ficou pisando em ovos para que uma bomba não explodisse? Ninguém merece viver assim. Você quer que ele fique traumatizado pelas suas reações até um dia se cansar de você?

Se você tem chilique por achar que isso vai servir de lição para ele, está enganada. Uma hora o acusado vai se cansar dos seus ciúmes e da sua loucura e vai resolver deitar na cama, já que recebe a fama. E se ele encontrar uma mulher que seja leve e não tenha crises de ciúmes, ele vai admirá-la e se sentir atraído. Ele vai enxergar numa relação tranquila com ela a possibilidade de residir no paraíso. Você acha que por amor algum homem aguenta para sempre o inferno? Jamais!

Seu homem fez um elogio para outra mulher na sua frente? Sorria junto, como se você concordasse e aquilo não a abalasse. Essa é a maneira mais digna de encarar a situação. Você precisa aprender a se controlar, a sorrir e a distinguir entre um galanteio desaforado na sua frente e um elogio normal. Você vai conseguir pensar de maneira mais clara depois que passar a situação. Reflita e relembre se ele costuma fazer isso sempre ou se é um fato isolado.

Aprenda a não dar atestados de ciúmes nem fazer cobranças toda hora. Se você cobrá-lo o tempo todo, não vai demorar muito até ele ignorar as suas reclamações. Reserve as queixas para algo mais sério. É importante que você receba a atenção dele quando precisa.

Principalmente no início de um relacionamento, o homem usa ciúmes para testá-la. Ou ele provoca ciúmes para ganhar ibope, seja com você ou com quem ele quiser impressionar. Você quer mesmo dar todo esse ibope para ele, amiga linda?

Você acha que estou dizendo para você virar uma corna mansa? Nada disso! Mas os seus ciúmes não vão evitar que ele a traia. Muito pelo contrário, os seus ciúmes podem incentivá-lo ou incentivar a mulher que está com ele. Você e o seu homem se separaram e ele encontrou outra pessoa? Ignore-os! Se você ignorá-lo, provavelmente ele vai perder interesse nela, porque a relação não está provocando ciúmes em você. E, ao ignorá-lo, você vai deixá-lo menos atrativo para ela, pois quanto menos você cobiçá-lo, menos ela vai se sentir atraída. Na maioria das vezes, a disputa é a decisão menos indicada!

Mas se eles entrarem numa relação séria, você só tem que dar um adeus, ficar mais linda e ser feliz. Encare tudo pelo melhor ângulo, amiga linda! Agora você vai estar disponível para conhecer pessoas à sua altura. Esse é o pensamento de uma mulher poderosa.

Agora, como age a mulher poderosa quando é o homem que é ciumento e controlador? Ela vaza! Se ele dá sinais de ser ciumento e controlador, não se envolva. Um homem assim quase nunca muda. Você vai se desgastar enquanto espera que ele melhore.

A mulher poderosa sabe que um homem ciumento e possessivo é como um usuário de drogas. Quando ele finalmente larga a droga, ela está um bagaço emocional. Ele dificilmente vai reconhecer que tem um problema. Ele não vai enxergar que está criando histórias irreais e tendo atitudes medíocres. Na mente do ciumento possessivo, a mulher sempre dá motivo. Haja o que houver, na mente dele a causadora dos ciúmes é ela.

Existem graus de ciúmes nos homens, desde ciúmes leves e saudáveis até os graves e passionais. Quando um homem controlador começa a se relacionar com uma mulher, ele não mostra quanto é ciumento. Ele só dá sinais e vai se revelando aos poucos, dando a entender que o sentimento dele é de amor e zelo. Na mente dele, o que ele faz é para "cuidar" da relação. Amiga, isso é ego e sentimento de posse. Não tem nada a ver com amor.

O ciumento possessivo exige cada vez mais da sua vítima e ela vai se encolhendo para evitar o embate. Muitas vezes ela é tão carente e tem autoestima tão baixa que tolera os maus-tratos por medo de que ele a abandone. O medo de desagradá-lo a leva a tolerar o abuso emocional. Ela tem receio de que ele saia da relação difamando-a ou acreditando estar com a razão, então ela procura dar cada vez mais provas de fidelidade. Ela pensa que os ciúmes do parceiro vão acalmar se ela der segurança a ele, mas não é isso o que acontece na prática.

Tudo começa quando ele reclama da saia dela, aplicando um discurso moralista. Ela se sente amada, porque confunde ciúmes e excesso de zelo com amor. Ela pensa que isso prova que ele tem sentimentos profundos por ela. Na tentativa de parecer a escolha perfeita para casar, ela nunca mais usa saia curta. Em vez de falar que é uma pena, que vai continuar usando e que ele não deveria perder tempo com bobagens se quiser ficar com ela, ela faz o oposto e doa todas as saias curtas!

Um ciumento controlador vai insistir em fazer drama e dominá-la até você dar um basta nele. Você tem que dar esse basta tranquilamente, sem fazer concessões. Quanto mais concessões você fizer, menos ela vai respeitá-la no futuro.

Amiga, o único jeito de lidar com um ciumento possessivo é com a tática do *all in*. O *all in* é uma jogada do pôquer em que você aposta todas as suas fichas. É tudo ou nada. Se perder a aposta, o jogo acaba para você. Se ganhar, você retorna ao jogo com o dobro de fichas e com muito mais poder.

Se você estiver ao lado de um cara ciumento, você só tem uma jogada: *all in* nele! Ou seja, você lhe diz com uma voz calma e sensata: "Querido, ou você para com esse ciúme idiota ou não ficaremos juntos".

É como se você colocasse todas as suas fichas sobre a mesa. Você faz isso com coragem porque sabe que não tem outra saída. Se você ficar abrindo concessões sobre as suas roupas, a sua maquiagem, os seus amigos, a sua família, o seu curso e o seu emprego, daqui a pouco você vai abrir concessão sobre a sua vida inteira e a entregará a ele. Você acha que as concessões vão fazer com que ele se acalme?

Ledo engano! Embora sua mãe e sua avó dissessem na época que aos poucos ele muda e as coisas se ajeitam na medida em que ele tiver mais confiança em você, o fato é que um ciumento possessivo só se torna mais intenso com o passar do tempo. A sua mãe e sua avó tinham essa filosofia porque elas não tinham outra saída. Elas tiveram de levar a vida da melhor forma em função da sorte e do humor dos seus maridos. Mas tenho certeza de que esse não é o seu caso, amiga linda.

Se você está casada com um cara superciumento, dê um *all in* nele de qualquer forma. Você não tem escapatória, lindona! Você não vai mudá-lo e ele não vai amenizar com o tempo. Você vai encolher cada dia mais. Então, ou vai ou racha!

Você vai ser aquela mulher infeliz e insatisfeita que pisa em ovos, tenta amenizar a situação e empurra com a barriga? O que você ganha ao protelar tanto? O *all in* é um suspense, mas depois ele lhe traz alívio, porque pelo menos a situação estará resolvida. Você sabe que não pode mais aguentar esse tipo de vida e que não tem alternativa. Então faça o *all in* com o coração tranquilo. Você vai sentir a paz da mulher poderosa, que não se permite ser vítima de nada nem de ninguém.

O tipo de homem que a mulher poderosa evita

A mulher poderosa não se envolve com um ciumento possessivo. Ela não permite que um homem mine a sua autoestima e acentue a sua culpa. Ela sabe que 99% das vezes o ciumento possessivo é o grande vilão da história. Ela sabe que se ele fica louco imaginando que podem fazê-lo de idiota, ele provavelmente faz os outros de idiotas. Ou seja, ele tem a paranoia dos ladrões, que sempre acham que vão ser roubados.

Entenda bem como funciona a mente de um ciumento possessivo, amiga linda! Muitas vezes ele é infiel por natureza e pratica a traição de maneira sistemática. Ele projeta o próprio caráter na mulher que está com ele, e acredita que ela pensa e age da mesma forma. É difícil de entender, mas às vezes os homens que têm horror à traição são os que mais traem. A mulher poderosa não mede o caráter alheio baseado no seu próprio caráter e ela sabe que não é porque ela nunca trairia que um ciumento possessivo não seria capaz disso.

Quanto antes você se livrar de um homem assim, melhor! A mulher magnética e poderosa livra-se de homens que tentam limitar o potencial dela. Quando um homem lhe pede os seus sonhos em troca de estar com ele, ela vira as costas. Nunca vi uma mulher se arrepender de ter ido atrás dos seus sonhos, mas já vi centenas de mulheres se arrependerem amargamente de ter deixado passar oportunidades de crescimento pessoal e profissional por causa de um ciumento possessivo.

Você acha que abrir mão dos seus objetivos garante que ele, por consideração, vai se dedicar mais a você e ao relacionamento? Quando você abre mão dos seus objetivos, você se desvaloriza diante dele. Você está dando um sinal de que ele é mais importante que você. Se um homem lhe pedir isso, entenda que ele vai desvalorizá-la cada dia mais. Quando ele vê que você abre mão de coisas de que ele próprio jamais abriria mão, ele passa a enxergá-la como uma marionete. Ele sabe que pode fazer o que bem quer porque você tem medo de perdê-lo.

Amiga, você está em vias de se transformar numa mulher magnética e poderosa! Você não tem medo de perder homem algum. Você não tem medo de ficar sozinha. Você gosta tanto de si mesma que escolhe o que lhe faz bem e lança longe o que não lhe serve.

Um homem controlador, ciumento e dominador só tem uma saída: ou ele desiste de montar em você ou ele vai ser lançado com um coice pra bem longe. A mulher magnética e poderosa é indomável!

No início do relacionamento, o ciumento possessivo é um

amor. Ele parece um príncipe. Ele não sai logo dizendo que é a melhor coisa que já aconteceu a você, mas dá a entender. Ele sabe que não pode mostrar um *all in* logo de cara, porque você o chutaria para longe. Ele faz com que você fique encantada, achando que tirou a sorte grande.

De repente, ele fica desnorteado e age como se estivesse profundamente abalado. Ele começa a falar sobre o seu "passado", que nem é assim tão sórdido. Ele começa a exagerar sobre esse passado e a repetir a ladainha segundo a qual você saía muito e era uma mulher de balada. Ele lamenta que muitos homens já devem ter ficado com você e pede que você se dê conta de todo o mal que fez. No mínimo ele vai fazer isso, se não muito mais.

Você começa a se sentir supermal. A sua autoestima começa a baixar. Você começa a pensar que é menos do que ele e a sentir culpa. Você fica desesperada, temendo perdê-lo. Você fica com medo de que ele não supere o seu "passado" ou deseje ter uma mulher melhor.

Amiga linda, pelo amor de Deus, não caia numa jogada dessas! Não se encha de culpa e não se encolha, tentando convencê-lo de que agora você está arrependida e que não faria mais nada parecido com o que já fez. Tudo o que a mente doente dele quer é o seu remorso. Ele a quer feito um capacho rastejando no melhor estilo "por favor, me aceita!".

O que é isso? Primeiro, nenhum homem tem direito de julgá-la. Jamais deixe que ele aponte o dedo para você. Segundo, qual é mesmo o grau de santidade dele? Ele é servo de Deus, beato ou já virou santo? Terceiro, você não vai demonstrar jamais que está abalada e arrependida. Você vai ser firme e coerente. Você não vai entrar no embalo dele.

A sua resposta para ele vai ser: "Saía, sim, com muitos homens. Eu era solteira e nunca lhe disse que era uma santa. Você não se sente feliz ao meu lado e acha que isso é insuportável? O meu conselho é que você procure um psicólogo. Volte a me procurar quando você parar com essa palhaçada. Se você acha que vou me sentir culpada, não vou mesmo. Se quer viver em paz comigo, pare de me culpar. Caso contrário, você é livre para partir, se desejar. Eu não tenho poder para mudar o meu passado, nem desejo fazê-lo". E não se alongue na discussão, porque será um desgaste que não vai levar a nada.

Caso você tenha feito algo de errado no relacionamento, não se demore muito se desculpando, mostrando-se profundamente arrependida e se rebaixando. Se você o traiu, nem por isso deve se sujeitar a receber ofensas dele. Ele não é ninguém para castigá-la. E você não tem que se autoflagelar.

Assuma a responsabilidade por seus erros, mas sem dar a ele o direito de pisar em você. Você não tem de aguentar humilhações porque teve culpa no cartório. Você se desculpa e encerra a história. Caso ele entre num ciclo vicioso de ficar sempre retomando o assunto, diga: "Pode parar com essa história. Isso é passado e agora chega. Você já aceitou voltar. Para onde você espera que as suas lamentações e acusações vão nos levar?".

Tem de ser assim mesmo, amiga. Se você não colocar o ponto final, ele vai levar a história adiante por muito tempo. As mulheres agem igualzinho quando um homem assume a culpa e se mostra arrependido. Elas dramatizam mais ainda tentando obter o mais profundo remorso dele. O que você precisa fazer é cortar o ciclo do remorso.

O mesmo vale para quando você o ofende. Peça desculpas e não fique voltando ao assunto. Diga: "Eu falei na hora por impulso. Não é o que eu realmente penso, porque, se fosse, não estaria com você. Se você quiser me perdoar, tudo bem. Se não quiser, tudo bem também, é o seu direito. Mas não vou admitir que fique me jogando isso na cara". Ao ser clara e direta, a mulher poderosa impõe respeito.

Se tudo evoluir para a agressão física, então nem preciso falar que é ADEUS, né? NUNCA MAIS! Um homem que encosta a mão em você no intuito de agredi-la deve ser afastado imediatamente. Não deixe de dar queixa dele na delegacia. Eu o fiz e não me arrependo. O homem que um dia me agrediu agora está enfrentando um processo criminal. Isso é uma dor de cabeça e tanto. Ele pensará muito antes de fazer isso a outra mulher e se arrependerá muito de tê-lo feito a mim. Um processo criminal suja a ficha do homem e faz com que ele perca algumas oportunidades na vida, como por exemplo passar num concurso público. Um cara que agride uma mulher tem de ser denunciado.

Da mesma forma, espero que você nunca cometa o erro de tentar consertar um homem dando na cara dele. A mulher poderosa derruba o mundo com palavras e atitudes, não com tapas.

Amiga, você JÁ É uma mulher poderosa. Você não precisa mais acreditar em qualquer outra versão de si mesma que não seja a de uma mulher com autoestima inabalável. O fato de você estar lendo este livro significa que a cada dia que passa você está assumindo o seu poder feminino.

Assumir-se como uma mulher poderosa é o primeiro passo na jornada que vai transformá-la numa mulher magnética. O segundo passo é aprender a arte da sedução. No próximo capítulo você vai se redescobrir como uma mulher sedutora, afastando da sua vida os homens que não lhe agregam valor e atraindo para a sua vida o homem que você deseja e que está à sua altura.

Capítulo 2

Você é uma mulher sedutora

As mulheres inventaram a arte da sedução, embora atualmente os homens estejam tendo mais sucesso nessa arte.
No início da civilização, os homens não seduziam as mulheres. Eles simplesmente as tomavam para si. Eram eles que diziam como e quando o casamento e o sexo iam acontecer. Eles tinham a força a seu favor e raras eram as mulheres que sabiam combater a força bruta dos homens, envolvendo-os emocionalmente a ponto de seduzi-los. A verdade é que o homem mais poderoso e o guerreiro mais forte sucumbem ao encanto de uma mulher sedutora.
Poucas mulheres foram sedutoras na história antiga. A arte da sedução era ensinada nos templos. Era privilégio de apenas algumas mulheres. Com esse conhecimento, elas passavam a ter poder sobre os relacionamentos.
A maioria das mulheres foi submissa aos homens nos séculos passados. Quando os homens indicavam às mulheres com quem elas iam casar, só lhes restava casar ou escolher a vida num convento.
Ainda hoje a arte da sedução é privilégio de poucas. Você

agora tem acesso a esses conhecimentos milenares. Hoje você pode mudar o curso da sua história amorosa. Chegou a hora de deixar de ser passiva e começar a dar as cartas.

Quando somos crianças e nos falam sobre amor pela primeira vez, sempre apresentam esse tema como algo sagrado e puro. Nos apresentam o amor como um fenômeno que acontece com naturalidade e nos dizem que desde que nascemos já estamos predestinados a ter um amor único e ideal para nós. Aprendemos que é só esperar que ele virá.

Nosso magnífico cérebro, que trabalha a favor da nossa sobrevivência, joga a informação lá para o subconsciente e você fica pensando: "O ser único e especial virá para me fazer feliz". "O ser único e especial virá para me fazer feliz". "O ser único e especial virá para me fazer feliz". "O ser único e especial virá para me fazer feliz". "O ser único e especial virá para me fazer feliz."

É assim que você reforça dentro de si a ideia sobre o único e sobre a providência divina.

Agora você quer saber a verdade, amiga? O amor é um jogo. É um negócio, e por trás dele há uma estratégia. Chocou? Então "deschoque"! Encare por essa óptica e retire um pouco do melado de cima da palavra amor. Vá por mim: você vai se dar melhor com o amor quando entender a verdadeira natureza dele.

Se o amor é um jogo e você se mostra desesperada, você vai afugentar o comprador. Quando você para de ver o amor como uma dádiva sagrada, você vai ser curada de "uniquite".

Você sabe o que é uniquite? É a doença inflamatória do único, em que a mulher acredita que só há um homem para ela sobre toda a face da Terra. Ela investe tudo nele. Por achar que só há um homem ideal para ela, ela espera por um único, paquera um de cada vez, seduz um de cada vez, fica obcecada e concentrada num só, destina toda a sua energia para apenas um, muitas vezes como objetivo principal da sua vida.

E se esse "Um" se vai, toda a esperança da vida dela vai junto. Por causa da possibilidade de esse "Um" não dar certo e de perder o amor da sua vida para todo o sempre, ela acaba ficando ansiosa, estressada e desesperada para que dê certo.

Essa ansiedade a deixa incapaz de raciocinar. Ela acaba metendo os pés pelas mãos, e então o problema todo está arranjado!

A mulher sedutora não acredita em príncipes encantados. Ela não está desesperada para encontrar um homem. Ela não pensa que só será feliz depois que tiver encontrado o amor da sua vida. A mulher sedutora não é uma adolescente tresloucada na busca pelo par ideal.

A maior parte das mulheres, quando se envolve com um homem, não está apaixonada por ele. Sim, é isso mesmo! Elas estão encantadas pela possibilidade de que haja um amor em sua vida Elas estão encantadas pela possibilidade de fazer todas aquelas coisas que parecem ser tão legais nos filmes e que os casais fazem juntos. Elas estão encantadas pelo próprio sentimento de estar vivendo uma paixão. Na maioria das vezes, não é o homem que a faz entrar nessa sintonia, é a simples possibilidade de viver o conto de fadas do amor.

Muitos homens já me disseram que beira o ridículo eles saírem com uma mulher e ela investir tudo neles depois do primeiro encontro. Ela manda vinte mensagens e parece que está totalmente apaixonada, querendo já se dedicar ao príncipe encantado!

A mulher que faz isso é uma mulher criança, que nunca cresceu. Na verdade, qualquer homem que desse um pouquinho de atenção a ela poderia ocupar a vaga de príncipe encantado. Não é um homem específico que a faz ficar apaixonada. Seria qualquer um que entrasse no campo de visão dela. Carência? Sim, e imaturidade emocional.

Olhe para dentro, amiga, e me responda: você também está apaixonada pela ideia de estar apaixonada? Já ficou apaixonada? Você estava apaixonada por ele ou pela ideia de viver uma linda história de amor? Quando você estiver se apaixonando, pergunte-se: é por ele ou pela situação? Questionar-se faz com que você amadureça e a eleva para outro patamar de consciência.

Sabe o que os pegadores profissionais fazem? Eles estão sempre conhecendo mulheres e saindo com elas. Só que eles utilizam sistematicamente a técnica da tentativa e do erro. Eles não acreditam que exista um grande amor na vida e que precisam se resguardar para ele. Eles paqueram mais de uma ao mesmo tempo. Eles fazem um jogo estratégico de probabilidades. Se um pegador estiver paquerando e tentando seduzir três garotas, as chances de ele conseguir sair com uma delas são maiores do que se ele estivesse focado em uma só. Ele está investindo em três garotas. Alguma vai ter de dar certo. Os sedutores fatais nunca sofrem de uniquite, sejam eles homens ou mulheres.

Obviamente, seduzir três pessoas não é o mesmo que namorar as três pessoas. Seduzir é uma brincadeira. Em um relacionamento deve haver seriedade, mas não aquela seriedade xiita que é ensinada às mulheres.

Não estou dizendo para você se transformar em uma mulher galinha, se oferecendo para tudo quanto é homem que aparece. Estou pedindo que você considere a possibilidade de brincar de seduzir mais de um homem ao mesmo tempo. É um ótimo treino para você perder o excesso de moralismo.

Se você está preocupada com o que possam falar de você, fique tranquila. Não se preocupe! A sedução envolve uma estratégia discreta. Raramente a sedução é explícita. Quando você seduz de forma competente, nem o seduzido sabe que está sendo seduzido!

Não há nada de vulgar na sedução. A sedução é uma arte. Não é uma estratégia exclusiva dos homens. Os pegadores usam essa arte para sair com várias mulheres no mesmo mês.

Mas as maiores sedutoras da humanidade também faziam exatamente isso. Elas seduziam mais de um homem ao mesmo tempo e se tornavam disputadas.

Por exemplo, Cleópatra tinha por costume seduzir qualquer homem que se aproximasse dela. Ela seduzia com a entonação de voz, com suas roupas e sua energia. Marco Antônio havia se suicidado ao achar que Cleópatra havia sido capturada e ela já estava oferecendo seu cetro a Otaviano, tentando seduzi-lo para salvar a própria vida.

Como já vimos, Marilyn Monroe teve sérios problemas de autoestima e isso a impediu de se tornar uma mulher magnética. Mas ela foi uma das mulheres mais sedutoras da humanidade. O foco dela? Todos os homens do mundo.

E o que fazia Ana Bolena, aquela que foi uma das maiores sedutoras da Inglaterra? A cortesã conseguiu se tornar rainha, separando Henrique VIII da rainha Catarina e fazendo com que ele se voltasse contra a Igreja Católica quando esta se negou a aceitar o divórcio de Henrique. Mas ela não seduziu apenas o rei Henrique VIII. Os registros históricos das peripécias da moça demonstram que ela jogava o seu charme e a sua sensualidade para cima de todos, sem dó e sem culpa. Ela usou a arte da sedução para chegar ao trono da Inglaterra.

Não estou lhe dizendo para usar a arte da sedução apenas por interesse, embora você possa fazê-lo. O que quero lhe mostrar é que a sua sensualidade lhe confere grande poder se você a usar com a estratégia certa.

Você já aprendeu que se tornar uma mulher poderosa é uma questão de atitude e autoafirmação. Uma vez que você mudar a sua atitude, você passará a incorporar essa mudança na sua vida e ligará a autoestima no piloto automático. Para se tornar uma mulher sedutora, você vai seguir o mesmo processo. Você vai aprender as técnicas de sedução que vou lhe ensinar e vai incorporá-las na sua vida. A sedução vai virar rotina para você e você vai passar a seduzir a todos sem pensar muito e sem ter que armar toda a estratégia de sedução na sua mente.

Seduzir todos à sua volta não é um pecado e não tem por objetivo fazer as pessoas sofrerem por você. O objetivo é elas se apaixonarem por você, admirarem e se aliarem a você. A palavra "seduzir" aqui tem uma definição ampla e inclui os seus amigos, os seus familiares e os seus colegas de trabalho, gente com quem você não pensa em fazer sexo.

A mulher sedutora não encanta apenas os homens que lhe interessam, ela encanta a todos. A energia sensual é como um perfume. Você pode até direcionar o borrifo, mas todo mundo à sua volta também sente o perfume.

Você acha que é antiético seduzir mais de uma pessoa ao mesmo tempo? Vamos abandonar esses complexos de culpa, amiga linda?

A partir de hoje você vai treinar a sedução com todos os homens à sua volta, e não se preocupe, porque esbanjar charme e sensualidade e fazê-los terem interesse em você não significa que você tenha de aceitar o convite deles para jantar e transar. Isso não faz de você uma mulher desclassificada.

Não pense que tem dever de sair com um homem só porque você riscou o fósforo. Aliás, preciso lhe dar este alerta. Você nunca é obrigada a nada em relação a um homem. Entenda, aceite e incorpore a filosofia de que você é um ser livre.

Se um homem pagou um jantar para você, não se sinta na obrigação de beijá-lo. Se um homem comprou um presente para você, não se sinta na obrigação de ir para a cama com ele. Se um homem está tentando lhe agradar excessivamente, também não se sinta na obrigação de ter um relacionamento com ele.

As mulheres sedutoras são mulheres livres. Elas não se sentem no dever de retribuir. Observe as pessoas sedutoras à sua volta. Quando a mulher sedutora faz algo que um homem quer é porque ela já decidiu que ia fazer isso, até porque para ela seria melhor essa opção. Ela faz concessões, sim, mas porque beneficia o relacionamento sem que ela seja prejudicada. Ou ela faz uma concessão porque sabe que o homem também fará isso quando necessário. No entanto, ela nunca faz concessões desenfreadas nem doa sua vida inteira ao relacionamento para agradar o outro.

Inspire-se nas grandes sedutoras. É importante ter um modelo, e, se você vai se espelhar em um modelo, que seja o melhor. Isso nada tem a ver com copiar os outros ou ter falta de personalidade. A vida é feita de modelos. A gente copia o que vê que deu certo nos outros na tentativa de darmos certo também.

Aliás, se você fica chateada porque compraram uma bolsa igual à sua ou porque vão aos mesmos lugares que você frequenta, sorria e fique feliz, pois é sinal de que você está no caminho certo e que as pessoas a admiram e a têm como modelo. A mulher poderosa e sedutora é admirada e copiada e ela encara isso numa boa. Ou você já viu as pessoas querendo imitar os fracassados?

Os estágios da sedução

Sedução é a arte de manipular as emoções do outro com o objetivo de que se sinta atraído por você. Não interprete isso como algo negativo, porque estamos diariamente seduzindo uns aos outros. Até as crianças fazem isso com os pais quando querem algo.

Talvez você nunca tenha percebido, mas sempre que foi seduzida você passou por três estágios. Quem a seduziu não necessariamente estava ciente desses três estágios, mas sem uma dessas etapas você não teria sucumbido aos encantos do outro.

As três etapas são: *atração, conforto e ataque. Atração* é quando você desperta o interesse do outro. Você se torna interessante para o outro, e o outro quer saber mais sobre você.

Conforto é quando você induz o outro a sentir que tem coisas em comum com você e que pode confiar em você. *Ataque* é quando você leva o outro para a cama, ou para o objetivo da sua campanha de sedução.

As etapas acontecem preferencialmente nessa ordem. Em determinadas situações a ordem pode ser invertida, mas a regra mais comum e a que leva mais ao sucesso na sedução é esta: *atração, conforto* e só depois *ataque*.

Veja bem, essas etapas não estão completamente dissociadas uma da outra e não são independentes. Mesmo quando você está demonstrando o conforto, de maneira alguma você está deixando de atrair. E, quando ataca, você também precisa continuar emitindo conforto e atração. Não interprete ataque como um movimento brusco ou violento, mas como o momento em que você exerce uma determinada ação que faz com que o outro caia no seu encanto e você o pegue.

Vou explicar cada uma dessas fases para você, para que fique bastante claro. Vamos à primeira fase.

Primeira fase: atração

Na fase de atração, você desperta o interesse dele e o atrai. Digo "ele" porque este livro é focado em mulheres que procuram seduzir homens. Contudo, muitas dicas aqui servem para relacionamentos homoafetivos.

Na atração, o primeiro impacto é ele se sentir atraído fisicamente pelo que vê. Depois é que ele vai gostar do que você fala. A velocidade da luz é maior que a velocidade do som. Logo, a visão dele será mais rápida.

O homem vai ter de se sentir atraído por você do ponto de vista físico. Ele não precisa vê-la como uma Miss Universo padronizada na beleza comercial, mas ele tem que olhar para você e sentir atração física. Ele tem de olhar para você e bater os olhos em algum ponto que lhe agrada.

Os olhos dos homens são atraídos quando eles percebem

formas femininas. Os olhos de um homem são atraídos por um decote, por um bumbum grande, por mulheres que se enfeitam. Você não precisa necessariamente estar em forma. Você pode inclusive estar acima do peso – no entanto, tem de parecer feminina e estar enfeitada. Ponto final. Não tem jeito!

Ou você passa a se maquiar, escovar o cabelo, delinear os olhos, comprar roupas femininas, como vestidos – que a imensa maioria dos homens adora –, usar perfume e salto alto, frequentar a academia, fazer dança ou qualquer exercício que a ajude a ficar em forma, ou então você desiste de seduzir os homens. Se você curte o estilo de roupa cuecão e moletom 24 horas por dia, você pode ter o melhor jogo emocional na mão, mas os seus resultados serão medíocres.

Quando um homem olha para uma mulher que se enfeita, ele vê uma mulher ativa sexualmente e isso o atrai. No reino animal, para atrair o outro para o acasalamento os animais exibem as penas, trocam de cor e empinam o rabo. Enfim, fazem o que podem para chamar atenção. A sua forma de chamar a atenção alheia é se enfeitar com os maravilhosos artifícios que a indústria moderna criou: brincos, sapatos, acessórios, maquiagem e muito mais!

Vamos entender como a mente masculina interpreta os enfeites de uma mulher feminina. O raciocínio masculino se faz da seguinte forma: uma mulher enfeitada tem interesse em sexo. Uma mulher que não se enfeita não tem interesse em sexo. Uma mulher que se interessa por sexo é interessante. Uma mulher que não se interessa por sexo é desinteressante.

A mente do homem sempre vai pensar que se uma mulher se enfeita é porque quer sexo, provavelmente com ele. Ele ignora que ela pode se enfeitar apenas para si mesma. Sim, amiga, o homem tem um ego incrível! Ele pensa que é o motivo e o fato gerador de tudo o que você faz.

Quando uma mulher chega ao orgasmo, na mente dele é porque o pênis dele é o máximo. O pênis dele foi capaz de fazer aquilo com ela. Ele esquece que ela pode ter chegado ao orgasmo porque pensou em outro homem. Mas o homem faz certo em pensar assim, pois tem de puxar a sardinha para o lado dele.

Amiga, não foi disso que falamos longamente no capítulo sobre autoestima? De puxar a sardinha para o seu lado? Se você não acredita em si mesma, quem vai acreditar em você? Talvez essa frase seja um clichê de autoajuda, mas é a mais pura verdade. Para ser uma mulher magnética, você tem que se assumir como uma mulher poderosa e sedutora e como uma deusa do sexo. Ninguém vai acreditar nessa mulher magnética que você tem dentro de si se você não acredita nela. Então vamos aprender dos homens e começar a puxar a sardinha para o nosso lado!

Então você já sabe que vai ter de se enfeitar. Amiga, de coração, eu a aconselho a fazer dança. Pode ser a dança que você escolher: de salão, do ventre, zumba, salsa, axé ou jazz. Qualquer tipo de dança, porque você vai ficar com a sua expressão corporal mais solta e vai se sentir mais livre para se expressar como uma mulher sedutora. Os olhos dos homens são atraídos por mulheres de movimentos soltos. Quando eles estão numa festa e olham para uma mulher que dança bem, eles pensam: "Nossa, se aqui ela dança desse jeito, imagine só o que ela vai fazer em cima de uma cama". Eles automaticamente ficam ligados nessa mulher.

Se você é casada, vale muito a pena você aprender a dançar, não só pelos benefícios para a saúde, mas também para que o seu marido veja como os outros homens ficam loucos por você quando a veem dançar. Por favor, abstenha-se de pensar em não fazer nada que possa deixar o seu marido chateado, porque seduzir é deixar o outro em determinados momentos fragilizado e instável emocionalmente, angustiado pelo fato de poder perdê-la. Seduzir é deixar o outro com uma pitada de ciúme na dose certa. Ciúme é afrodisíaco.

Se você mantiver um homem sempre abastecido de doses de segurança, equilíbrio, verdade, sinceridade, complacência e amparo, você não produzirá nele paixão, produzirá amor fraternal. É o mesmo tipo de amor que você sente pelos seus irmãos, pelos seus parentes e pelas suas amigas. Então, vamos mexer esses quadris para atiçar o olhar dos outros homens e deixar o seu marido, namorado ou outro homem que estiver interessado em você maluco com a possibilidade de que outros homens a desejem e de você ainda por cima gostar da ideia.

Vejo muitas mulheres andando na rua com quadril preso, encolhidas e duras. A mulher sedutora tem um andar solto e livre. Ela tem um andar de quem não tem medo e não se preocupa com olhares.

A sedução tem a ver com ação, com destrancar energias e com movimento. Você precisa se convencer disso!

Não há pílula mágica. Não há uma frase que você diga e que transforme a maneira como o homem a vê. Um pensamento assim é para as preguiçosas, que querem simplesmente alcançar o sucesso sem ter de se mexer, sem ter de trabalhar, sem ter de fazer uma forcinha. Amiga linda, livre-se da preguiça se quiser vencer na vida, tanto nos pequenos detalhes quanto nos grandes feitos.

Ao aprender a dançar, você não só vai fortificar a mulher sedutora que tem dentro de si, mas também vai reforçar a sua mulher poderosa. Entrar em forma e aprender a dançar também trabalha a sua autoestima. É uma forma de provar a si mesma que você consegue aprender habilidades novas e adquirir domínio. É uma prova tangível de que você pode! E quem pode tem poder. Quem pode é poderosa! Quando você atrai o olhar dos homens enquanto dança ou caminha na rua, você também está fazendo um bem inestimável para a sua autoestima.

Cá entre nós, quando falarmos de como você vai se tornar uma deusa do sexo, você vai ver que vai precisar colocar os quadris em ação. Como você vai fazer isso se da cintura para baixo está tudo travado?

Faz parte da sua evolução feminina entrar para uma aula de dança. Não há nada melhor para potencializar a sua sensualidade. Já pensou em aprender salsa, tango ou dança do ventre? Até dança sertaneja e pagode estão valendo!

Enfeitar-se e dançar é um dos segredos das grandes sedutoras. Diga-me uma sedutora que você conhece que simplesmente andava ou anda na rua do jeito que sai da cama. Marilyn, Cleópatra, Ana Bolena, Dalila e Josefina eram a vaidade em pessoa. A vaidade atrai os homens, porque para eles ela é reflexo da autoestima. Uma mulher confiante tem um poder de atração igual ou maior que o de uma mulher sem atitude que tem apenas beleza física, sem nenhum enfeite. A autoconfiança é o que mais atrai em uma personalidade feminina.

Não tem jeito. Você tem de se tornar fisicamente o mais atraente possível para aumentar as suas chances de sucesso.

Você está atraente e ele a viu? Os seus olhares se cruzaram? O que você faz? Devolva o olhar e sorria. Pronto, você já deixou a porta aberta! E como! Você já estabeleceu a atração, então vamos para a segunda fase.

Segunda fase: conforto
Conforto é a fase em que você deixa o outro à vontade. Você não o deixa totalmente seguro e muito menos no controle, mas sim relaxado na sua presença. Você o deixa confortável com o fato de não estar querendo estabelecer nada, nem prendê-lo, nem forçá-lo a nada. Confortável no sentido de estar tranquilo ao seu lado e sem medo de interagir com você. Na fase do conforto você também o leva a sentir que vocês têm muitas coisas em comum e que você gosta dele por quem ele é e não só por seu status social ou profissional.

Como você vai fazer isso? Vou lhe dar exemplos. Você

viu que ele a notou, só que ele é muito tímido? Então vou lhe ensinar uma jogadinha que pode ser usada com um cara tímido ou que ainda não a notou para deixá-lo à vontade para interagir com você.

Aproxime-se e peça para ele tirar uma foto sua ou com as suas amigas. Estenda a máquina para ele e diga: "Pode tirar uma foto nossa, por favor?". Aí você abre aquele seu sorriso maravilhoso diante da câmera. Se ele ainda não prestou atenção em você, agora ele vai notar. O fato de ele tirar a foto já quebra o gelo. Você está dando a ele a oportunidade de puxar papo, e a única coisa que você precisa fazer é dar continuidade à conversa.

A maioria dos homens só precisa de um quebra-gelo, uma pequena oportunidade de puxar papo. Os sedutores profissionais dedicam grande parte do tempo a vencer a "ansiedade de aproximação". Os psicólogos evolutivos teorizam que, no alvorecer da humanidade, um homem que se aproximasse da mulher errada (por exemplo, uma das concubinas do líder tribal) poderia pagar pelo erro com a própria vida. Então esse trauma ancestral está impresso no cérebro do homem e faz com que ainda hoje ele sinta ansiedade para se aproximar de uma mulher atraente. Você, como mulher, pode facilitar a sedução ao mostrar-lhe com uma jogadinha como a da foto que você dará uma boa acolhida à abordagem dele.

Se ele for tímido, vale a pena se aproximar e perguntar qual a opinião dele sobre alguma coisa que você perceba que ele goste.

Começaram a conversar? Chegou a hora de iniciar a fase do *conforto* propriamente dita.

Se ele perceber que os seus olhos ficam brilhando, que você está praticamente pulando nele e que está encantada, o conforto dele se esvai e a atração vai ralo abaixo.

Olha, você pode partir da atração direto ao ataque, mas ele vai sumir no dia seguinte. Você pode ir para a cama com um homem mesmo sem ter estabelecido o conforto entre vocês, mas para esse homem sentir interesse em ter um relacionamento com você e seguir adiante, conforto é fundamental! FUNDAMENTAL! Senão ele transa com você e some.

Esse é o motivo pelo qual mulheres atraentes que começam tudo certo acabam desandando na metade do caminho sem entender o que aconteceu, mesmo quando o sexo foi bom.

Como ele ainda não está apaixonado, ele enxerga compromisso como perda da liberdade, e nenhum homem deseja isso. Você não pode ser aquela que ele acha que vai tirá-lo dos amigos e da vida descompromissada. Você tem de parecer inicialmente uma ótima companhia, nada mais.

Logo, amiga, você precisa esconder as suas reais intenções com ele. O melhor é que você nem tenha intenção com ele. Você tem de parecer despreocupada e desencanada com casamento. Nem toque nesse assunto. Um homem não se sente tranquilo ao lado de uma mulher que está doida para encontrar alguém para casar. Isso causa angústia.

A mulher que quer casar avança o sinal. Ela quer tudo agora. Ela quer definir a situação. É como se ela fizesse uma marcação homem a homem no campo. Para o homem se sentir confortável com você, ele tem de se sentir livre.

Você talvez queira saber como agir e sobre o que conversar para deixá-lo confortável e cada vez mais interessado em você, certo? No período de conforto você vai ter três tipos de conversa com ele: a conversa baunilha, a conversa interessante e a conversa divertida. Você não tem de ter nenhuma conversa formal com ele. Isso não o aproxima, o afasta.

Papo baunilha é aquele papo ameno, uma conversa sem fortes emoções nem fortes opiniões. É um papo sobre trivialidades para criar conforto. Exemplos de papo baunilha: "Você é de onde? Como está o tempo na sua cidade? E aí, está curtindo o final de semana? E você visitou a sua tia?". No entanto, esse tipo de papo não pode se estender demais. Uma mulher interessante tem coisas interessantes para falar. Ela não mantém esse papo morno por muito tempo.

Esse papo morno combina com o estilo da abordagem que a maioria dos homens costuma fazer. Para mantê-lo atraído, você precisa falar de coisas diferentes e fugir daquele assunto com o qual ele já está mais do que acostumado. Você tem dois objetivos principais com isso: quer que ele perceba que você é diferente das outras mulheres e que ele veja que você faz ou pensa coisas admiráveis.

Amiga linda, se você está lendo com cuidado, você deveria estar se perguntando: se eu estou na fase do conforto, por que tenho que me preocupar em falar coisas interessantes para mantê-lo atraído? A fase de atração já não terminou? Ele já deu sinais de sentir atração por mim e de querer puxar papo, então a atração já foi. Agora, no conforto, não é só mantê-lo relaxado e sem desconfiar que quero um compromisso sério?

A resposta é sim e não! Sim, você está na fase do conforto, e o objetivo agora é principalmente estabelecer pontos em comum entre os dois para que ele se sinta cômodo. Mas não, a fase da atração não pode ser esquecida. A atração dele pode minguar se você não souber mantê-la. Por isso você não pode abusar do papo baunilha.

Amiga, já viu um DJ no meio de um show? Ele está constantemente mexendo em vários interruptores, certo? Ele nota que uma das pistas está muito baixa, e ele a aumenta. Ele nota que outra das pistas está muito forte, então ele a abaixa. Você não faz a mesma coisa quando cozinha? Você experimenta a comida e pensa: "Está faltando sal. Vou acrescentar. Está espesso demais. Vou pôr um pouco de água". Na sedução você vai fazer a mesma coisa! Você vai se perguntar como está a atração dele. Está minguando ou está em alta? Se estiver minguando, dê-lhe um pouco de papo mais apimentado. Como está o conforto dele? Ele está mais atraído ainda ou desconfortável? Dê-lhe um pouco de papo baunilha para ele se sentir à vontade.

A maioria das pessoas, como já vimos, vive ligada no piloto automático. A rotina está instalada em suas vidas. Você mesma provavelmente tem uma rotina, e quando sai dela para fazer alguma coisa legal e diferente, fica feliz e se sente mais atraída. O mesmo vai funcionar para os homens.

Sabe o que você precisa fazer? Injetar emoção na conversa quando sentir que está ficando morna demais.

É importante que você entenda a importância de dosar essa conversa entre o papo baunilha, a conversa interessante e a zoeira. O excesso de emoção também entedia. Portanto, a conversa baunilha é importante também. Para você firmar um relacionamento com alguém você tem de ter o seu lado normal, de conversa comum sobre coisas do dia a dia. Pense comigo: ele vai se sentir confortável com você sem conhecer o seu laudo baunilha, normal? Sem chance!

No que diz respeito à zoeira, entenda zoeira por brincadeiras bem-humoradas e sacadas que você fará para ele rir e se divertir com você.

Não fale nunca de problemas com um homem que a interessa quando você acabou de conhecê-lo. Não tenha PPP, ou Papo de Puta Pobre. Na tentativa de extrair uma grana extra dos homens, as garotas de programa malsucedidas usam PPP para contar historinhas de problemas financeiros, de saúde, de tratamento psicológico e de familiares problemáticos. Lógico que há homens que acabam ajudando-as por causa disso, mas na maioria das vezes o homem simplesmente se afasta. As garotas de programa bem-sucedidas conseguem induzir os homens a ajudá-las financeiramente, sim, mas não é por meio do PPP que elas o fazem. No meu curso *Mulher Magnética: 30 dias para transformar a sua vida*, explico como elas fazem isso, mas por enquanto saiba que o PPP não funciona e deve ser evitado. Portanto, sem contar no início os seus probleminhas de ordem pessoal e financeira, tudo bem?

Não demonstre ter uma vida muito louca e desequilibrada. Os homens apreciam mulheres que parecem conseguir administrar a sua vida pessoal. Você não precisa demonstrar uma vida perfeita, mas uma vida com certa tranquilidade, sim. Não deixe transparecer que as suas amigas são muito loucas e da pá virada, caso sejam. Eu sei que elas são legais, mas ele não precisa nem pode ter contato com elas ainda. Depois você pode apresentá-las a ele. No início ele não vai ver com bons olhos o fato de você andar com uma amiga que bebe litros de uísque, vai para a cama com um cara que acabou de sair da boate e vive caindo de bêbada. Ele vai se perguntar se você não faz o mesmo.

É óbvio que os homens evitam se relacionar com mulheres com vida desequilibrada. Ele pode ir para a cama com uma mulher assim, mas não vai ficar com ela. Você tem de ter personalidade e ser mais você. É claro que você não vai se afastar das suas amigas porque ele quer, mas na fase em que vocês estão se conhecendo, é melhor deixá-las *em off*. Ele ainda não sabe como você é e não tem uma opinião formada a seu respeito. Não bagunce o trabalho delicado das primeiras fases da sedução com as suas amigas bagunçadas. Saia a sós com ele. Se você tiver amigas loucas, que caem na bebedeira e falam o que não devem, não as leve com você quando for ao encontro dele.

Opa! Não estou dizendo que ele ama mulheres com vida 100% certinha, mas ele precisa ver que você também tem seu lado normal e que junto com esse lado há um lado de quem faz coisas muito interessantes e nada triviais. O que não pode rolar é uma vida muito louca.

Vamos parar para pensar, amiga. Estamos na fase de conforto, certo? O objetivo é que ele se sinta cômodo com você, não é? Você acha que ele vai se sentir mais ou menos confortável depois de uma noite louca com você e as suas amigas em que todos caíram na bebedeira e elas contaram várias histórias esdrúxulas?

Além de se sentir confortável com você, ele também tem que achá-la interessante. Mostre-lhe que você tem uma vida interessante. O que é uma vida interessante? É uma vida que não tem uma rotina 100% comum, de acordar, trabalhar, almoçar, voltar para casa, ver novela e dormir para levantar cedo. Uma vida interessante quase sempre engloba curso interessante, gastronomia, ensaio de banda, participação em uma ONG, aula de francês, pintura em tela, entre outras atividades fora do comum. Ou seja, uma vida interessante a diferencia da rotina da grande massa.

Não é uma questão de status. É uma questão de ele perceber em você uma personalidade incomum. Afinal, pessoas com personalidade comum fazem coisas comuns.

Não faça muitas perguntas sobre a vida dele. Quando você faz muitas perguntas a um homem, ele já sabe que você está interessada nele.

Mas enquanto ele ainda está apenas atraído ou pouco atraído, o que você precisa é estabelecer o conforto. Vá com calma e siga as sugestões de evitar expor os seus problemas, a sua vida familiar, esconda as suas amigas loucas dele e vá injetando emoção conforme a necessidade.

Lembre o exemplo do DJ e intercale os três tipos de assunto para dar tom à sua conversa. Você mensura a dose de atração e de conforto. Ele se sente tranquilo em relação a você? Que bom! Ele sente certo companheirismo? Ótimo! Está ficando baunilha demais a conversa? Baixou a emoção do papo e está muito morno? Então vamos mexer um pouco aqui e injetar emoção para ir regulando a relação.

Saiba que, quando você conversa com um homem, sendo solteira ou casada, é muito importante ter bom humor. Esse estilo de conversa é bastante apreciado. Uma mulher séria, sem humor algum, não deixa o homem à vontade. Procure ser leve e bem-humorada. Procure rir com ele. Faça uma leve gozação dele. Isso não é só para ele, é para você também. Veja a vida como uma grande brincadeira.

O jeito certo de ser bem-humorada é ter um leve ar de presunção engraçada. Hoje mesmo eu estava conversando com um amigo sobre as mulheres com baixa autoestima. Ele me disse que esse tipo de mulher o irrita e o faz perder a paciência. A mulher levemente metida com bom-humor é uma mulher que demonstra ter autoestima. Para você fazer um homem se apaixonar, ele tem de sentir que você tem energia positiva. Ele tem de sentir que você é grande por dentro. Ninguém se apaixona por gente depressiva, limitada e que parece viver em um mundinho mental pequeno.

Amiga linda, aprenda como se faz para criar uma conversa de zoeira. Chame o homem que você está seduzindo pelo nome dele ou por um apelido engraçado que não demonstre que você está interessada nele. Esqueça apelidos carinhosos, como "lindo". Quase todas as mulheres chamam o homem que as interessa de lindo.

Se para conquistá-la ele tentou fazer o papel de príncipe encantado, abrindo a porta do carro e tratando-a como um *gentleman*, diga a ele: "Impressão minha ou você está tentando me conquistar, hein, Cinderelo?". Pronto, coloque nele esse apelido, ou qualquer outro que dê um tom de brincadeira e que tenha a ver com o que vocês viveram juntos. Zoe-o. Mostre-lhe que você editou o nome dele no seu celular como agora sendo "Cinderelo" ou algum outro apelido divertido.

Você também pode e deve fazer brincadeiras que deem a entender que vocês são um casal. Faça isso com muito humor durante a conversa baunilha. Tem de parecer brincadeira e não que você está falando sério. Por exemplo, se ele disser que curte Alexandre Pires, então você diz: "Ih, vamos ter de nos separar! Eu não gosto de Alexandre Pires. Eu fico com o gato e você com o cachorro".

Esse tipo de simulação lhe parece bobagem? Não é, porque essa brincadeira faz com que inconscientemente ele comece a vê-la como seu par, sem que ele se dê conta disso. Fazer com que um homem se apaixone por você acontece pelo inconsciente, sem que o intelecto perceba.

Outra sugestão: caso ele esteja com alguma peça de roupa da mesma cor da sua, você olha para ele e diz: "Eu sei que você gosta de mim, mas não precisa usar a mesma cor de roupa que eu. Pode usar a que você quiser, eu deixo".

Na mesa de pôquer, quando tem algum cara que me interessa e ele perde várias fichas, eu digo: "Assim não dá, vou parar de te bancar. Fica aí só perdendo...".

Você pode até fazer essas insinuações com quem você viu na rua e que a interessou. Por exemplo, você vai a um supermercado, repara num homem atraente escolhendo laranjas e quer chamar a atenção dele e quebrar o gelo. Você diz: "Eu já te disse que não gosto de laranja. É de morango que eu gosto. Você prometeu que ia levar morangos e chantili para casa". Pronto! É só sorrir que ele vai dar um jeito de puxar papo com você. Se ele for tímido demais, o próximo não será!

Coisas maravilhosas acontecem quando você abre a boca. Não fique esperando que um homem vá se apaixonar por você à primeira vista sem você abrir a boca. Está na hora de parar de ver filmes de cinema mudo. Aprenda a conversar com os homens.

Portanto, vá se acostumando a essa rotina de falar com um e com outro. Vá fazendo o esforço de se expressar melhor, ser mais comunicativa, melhorar o humor e fazer uma zoeira divertida e saudável, sem ofender o outro. As suas chances vão aumentar consideravelmente. E se um cara não caiu de jeito nenhum na sua, parta para outro.

A vida não é como ela é, a vida é o que ela significa

para você. Aquele homem que está escolhendo laranjas no supermercado é um estranho a ser temido ou poderia ser o seu próximo namorado? A sua felicidade depende de que significado você dá às coisas do dia a dia. Você vai puxar papo com ele falando de morangos e chantili, ou vai fechar a cara sem falar nada e voltar para casa e choramingar no Facebook para as suas amigas que simplesmente não há mais homens disponíveis?

A vida é como você a vê. Você não controla a sua vida, mas pode controlar o sentido que dá às coisas que lhe acontecem. Vamos dar significados à vida que nos jogam para cima e nos enaltecem? Ou vamos continuar choramingando no Facebook e relembrando compulsivamente amores que não deram certo?

A mulher poderosa e sedutora sempre vai dar o melhor significado possível às coisas que acontecerem na vida dela. Se ela vai a uma festa e o homem que lhe interessa dá sinais de que está interessado em outra mulher, ela não desanima nem se entrega ao desespero. Ela pensa: "Que ótimo que já percebi! Economizei o meu tempo. Então vamos ver quem mais há de interessante aqui e que possa dar certo comigo".

Se ela rompeu um relacionamento, ela não vai ficar pensando que foi rejeitada, que é uma infeliz, que os homens não a querem e que relacionamento é algo que não dá certo com ela. Não! Ela vai dar outro sentido ao que aconteceu. Ela vai pensar: "Bem, qual é o próximo homem maravilhoso que vou ter a oportunidade de conhecer? Olha que grande chance! Estou disponível para uma nova história".

Você pode olhar para a jarra de vinho na geladeira e reclamar que há apenas um restinho ou pode achar que é uma grande sorte ainda ter um pouco de vinho para beber.

Entenda que a sua felicidade e a sua qualidade de vida dependem do significado que você dá às coisas do seu dia a dia. Você sempre olha para o lado ruim das coisas? Você anda sempre resmungando e se lamuriando? Como você acha que vai ser a sua qualidade de vida com essa atitude?

Pense no lado bom das coisas. Agradeça pelo que você tem. Agradeça por estar viva. Procure sempre um motivo para ser feliz. Tudo isso é bobagem? Sim, é bobagem se você pensa que é. Mas se você realmente começar a procurar o melhor significado de qualquer coisa que lhe acontecer, a sua vida vai se transformar. Depois você me diz se realmente é bobagem, amiga linda!

Procurar sempre o melhor significado das coisas e dos acontecimentos é um treino diário. Com um pouco de treino essa maneira de pensar vai virar um hábito para todas as coisas na sua vida. A mente das mulheres sedutoras e magnéticas trabalha dessa forma.

Quando você começa a ver a vida como uma oportunidade, haja o que houver, você se torna uma mulher mais forte, próspera, desejada, feliz e realizadora.

Se o homem caiu na sua, continue seduzindo-o pela conversa até chegar à fase do ataque, que é mais à frente. Para quem está seduzindo com o intuito de se relacionar, a fase do conforto é a fase mais extensa da sedução.

Você quer tentar seduzir um daqueles homens top das baladas que têm as mulheres aos pés deles e mais outras várias querendo sair com eles? Claro que você também tem de aplicar a atração e o conforto nele se quiser seduzi-lo, porém, para pegar um grande sedutor você tem de jogar mais pesado na fase do conforto. Invista menos no papo baunilha e mais na zoeira.

Todas as mulheres babam por homens desse tipo, então você tem de ser justamente a que não baba, a que não está nem aí e a que zoa com ele. Por exemplo, se ele tiver lindos olhos azuis, olhe para ele e diga: "Nossa, você já viu que tem um olho menor que o outro? É sim, estou notando isso". Todas as mulheres elogiam os olhos dele! Mas você não ficou encantada, você zoou com ele.

Então você sai para dar uma volta. Não permaneça ali, porque todas as mulheres interessadas no sujeito procuram de forma desesperada estar no campo de visão dele. Elas ficam dançando e segurando o copo de bebida para ver se ele as escolhe. Você precisa evitar demonstrar que está na fila. Saia e dê uma volta. Assim você estabelece o conforto. Ele fica mais cômodo e relaxado ao constatar que você não é uma das mulheres pegajosas que o está desejando desesperadamente.

Os homens ficam verdadeiramente aflitos com mulheres que se postam diante deles, parecendo que não vão sair dali. As mulheres desesperadas ao redor deles ficam forçando uma conversa. Então, enquanto conversa com ele, sempre faça menção de que está quase indo embora. Deixe um pé seu um pouco virado e se apoiando, como que em retirada. Essa postura causa nele o desejo de que você fique. Ele começa a sentir a tensão de que talvez você saia do campo visual dele. Ele começa a ficar intrigado com o fato de que você não está doidinha por ele como as outras. Ele se pergunta se você vai voltar. A insegurança o excita e o seduz.

Outra coisa que você pode fazer com um homem que é muito assediado e que ainda não tenha prestado atenção em você é chegar para ele e dizer: "Você acha legal fazer elogios a pessoas que ainda não conhece?". Ele provavelmente vai dizer: "Sim, por que não?". Afinal, ele está acostumado a ser elogiado. Então você diz: "Pode começar!". Esse é um ótimo exemplo do humor presunçoso, imodesto. Obviamente ele vai rir. Você faz menção de sair e pegar uma bebida e diz: "Outra hora eu volto aqui. Vai pensando no que vai me dizer!". Então você dá uma volta pela festa, deixando-o perceber que está conversando com outros homens e portanto não está focada nele. De repente você se volta para ele e diz, para testar se ele entra no embalo: "Vou te dar mais uma chance. Fala!". Se ele não entrar na onda, parta para outro.

A sua outra grande sacada na conversa é fazer mistério sobre a sua vida pessoal. Você opina sobre coisas do mundo, notícias da atualidade, conta histórias de outras pessoas, faz piadinhas, mas não fala nada sobre você. Evite dizer os seus horários, dar o seu endereço, contar onde trabalha e dar o seu nome completo. Evite ser específica. Nem o seu nome você vai falar, até ele pedir.

Grave isso, amiga linda! A sua grande sacada chama-se mistério. M-I-S-T-É-R-I-O. A sua personalidade e a sua vida têm de ser misteriosas. Ainda que seja casada, você pode fazer muito mistério ainda. Por exemplo, você pode não deixar claro aonde foi durante o dia. Você pode deixar seu marido se perguntando por que você sorri tanto em silêncio e por que suspira como se estivesse satisfeita. Você pode ainda, do nada, inventar de fazer uma faculdade, depois de anos. Ele vai ficar intrigado. Faça isso e depois me conte como ele reagiu!

A mente dele dará algumas voltas tentando decifrar o que pode ter acontecido. Isso é ótimo, porque o mistério faz com que ele pense mais em você. Se ele sabe tudo a seu respeito, não há motivos para tê-la em mente. Ele não pode se apaixonar ou reapaixonar se a mente dele não estiver ocupada pensando em você. Tire a prova por si mesma: a maior parte das vezes em que se apaixonou, você estava com a mente desocupada e tinha espaço mental ou motivo para pensar insistentemente no outro.

Um homem que tem um projeto de vida, que se sente realizado no seu trabalho, que tem um hobby e muitos amigos é dificílimo de seduzir, porque ele não vai dirigir a energia ou o pensamento para você. Ele tem mil coisas para fazer e em que pensar.

Por isso você precisa aprender a arte de ser vaga e misteriosa. Dê a ele motivos para pensar em você e decifrar os seus mistérios. Só assim ele vai se interessar. A arte de ser vaga é responder sem responder. Por exemplo, se ele pergunta onde você mora, diga que é próximo de determinado lugar e não ofereça mais informações. Se ele mandar uma mensagem perguntando se você foi a um lugar legal no sábado, sabe o que você vai responder? Que foi, sim, a um lugar muito bacana. Não fale mais nada!

Pronto! Com esse jogo de mistério, você está começando a deixá-lo curioso. Acostume-se também a sorrir ao responder de forma vaga. Caso você não queira responder a alguma pergunta pessoal que ele lhe fizer, apenas diga com um sorriso: "Por que quer saber?". Mesmo que você seja casada, responda da mesma forma.

Por favor, lindona, perca o hábito de ser específica. Quando uma mulher é específica demais e responde a tudo direitinho, ela demonstra que está sempre à disposição. Uma mulher à disposição não é uma mulher sedutora. A sedução está naquilo que é oculto, obscuro, misterioso, proibido e que tem um leve toque de perigo.

Seu comportamento no dia a dia é bem diferente do seu comportamento na hora da sedução. Considere-os como dois mundos diferentes. No dia a dia você é educada e correta. Você quer que as pessoas recebam atenção e que se sintam tranquilas e seguras. Na hora de seduzir, você quer que ele fique intrigado, inseguro e curioso. Por isso, você nunca vai estar totalmente disponível e atenta a ele.

Um homem quer encontrar uma mulher que o tire do seu centro de equilíbrio e que lhe mostre um mundo novo. A mulher certinha e disponível nunca o tirará do seu centro de equilíbrio. Na tentativa de ser educada e politicamente correta, ela faz tudo para que eles estejam em posições iguais e que ele se sinta sempre à vontade. Esse comportamento não dá certo na hora da sedução.

A sedução é um jogo de dominação e submissão, de instabilidade e mistério. Se você negar essa verdade básica sobre a arte da sedução, não poderei fazer nada por você. Sim, você vai casar ou vai continuar casada, mas seu marido dificilmente ficará louco por você. O que ensino aqui é o método para deixar um homem tão apaixonado que ele manterá a mente sempre concentrada em você.

As regras éticas e morais do seu dia a dia não se aplicam na hora da sedução. Se você aplicá-las na sua relação, o seu homem vai morrer de tédio ao seu lado e não vai valorizá-la. No estica e puxa da sedução, você não pode dar tudo o que ele pede. Entenda que a sedução é um jogo, amiga linda. As regras cristãs da Bíblia não são as regras do jogo. Nesse jogo você pode revelar o seu lado mauzinho. Nesse jogo você pode fazer as travessuras que nunca faria na vida real. Nesse jogo, você pode brincar com ele para deixá-lo mais excitado, interessado e curioso. Você deve isso a ele e a si mesma. Você merece viver uma vida amorosa e sexual plena. Sem jogo, não existe satisfação amorosa nem realização sexual.

Você pode até partir para o ataque logo e ficar com ele no primeiro encontro. No entanto, caso queira ter um relacionamento, você precisa esticar a fase de conforto. Estique o conforto pelo maior número possível de dias, para só então fazer sexo com ele. Excitar um homem é fácil, mas o que você precisa fazer é seduzi-lo. Enquanto você tenta estender a fase de conforto o máximo possível, ele vai tentar levá-la para um dos momentos-chaves da sedução: o jantar.

Como seduzi-lo no primeiro encontro

O segredo para seduzir um homem no jantar é evitar ficar nervosa e saber conduzir a conversa.

Ao ficar nervosa você coloca tudo a perder. Nervosismo demonstra insegurança. A mulher nervosa passa ao homem a impressão de que estar na companhia dele é um evento significante na sua vida. É exatamente isso que não queremos que ele pense. Se você fica nervosa num simples jantar, ele vai pensar que você não é muito requisitada. Ele nunca pode achar isso! Pelo contrário, você sempre vai dar a entender que está acostumada com a presença masculina na sua vida.

    Portanto, amiga, não caia no erro de ficar ansiosa. Não dê sinais a ele do quanto aquele encontro é importante para você. Não se arrume de forma exagerada. Um homem percebe quando você caprichou no visual só para impressioná-lo e quando você se arrumou porque é o seu normal. Você tem que parecer solta. Não pode passar a impressão de que passou o dia todo se arrumando para ficar perfeita para ele. Quem deveria estar preocupado em impressionar é ele, não você.

    Solte-se, amiga linda! Quando ele ligar dizendo que está indo buscá-la, peça mais 10 minutinhos, alegando que acabou de chegar em casa e vai só tomar uma ducha. Assim, ele não vai ficar achando que era a prioridade do seu dia.

    Outra coisa: sente-se e coma! Não faça cerimônias. Não precisa bater um pratão de pedreiro, mas pode comer como uma pessoa normal. Não se esquive! Um homem aprecia quando está ao lado de uma mulher que senta e come com ele como uma parceira, sem frescura de dieta. A não ser que os dois estejam seguindo a mesma dieta, mande ver, amiga!

    Dá um nervoso em qualquer homem levar para jantar uma mulher que come certinho demais e que pede para tirar mil coisas do prato porque não gosta da metade do que tem lá. Amiga, no outro dia você faz caminhada para perder as calorias. Cá entre nós, não precisa fazer tipo! Aja naturalmente, como se estivesse com as suas amigas.

    Solte essas mãos, gesticule e, se quiser, apoie o cotovelo na mesa. Os homens não ligam para etiqueta. Ao comer com ele com a naturalidade de uma amiga, você está trabalhando o conforto, o segundo elemento da sedução. Ela a vê como uma boa companhia. Ele sente uma conexão com você, porque come de forma descomplicada, como ele. Ele relaxa ao perceber que você não está pisando em ovos nem tentando parecer um bom negócio para ele.

A sua forma de comer reflete como você é na cama. Gente que come muito pouquinho, de forma muito certinha, é gente que tem muita frescura na hora do sexo também. Você curte o sexo e a comida com a mesma zona do cérebro que cuida da satisfação dos desejos instintivos. A busca por satisfazer esses desejos gera impulsos similares. Observe a maneira como ele come e você vai saber o tamanho da fome sexual dele e como ele a satisfaz.

Um erro que muitas mulheres cometem num jantar romântico é que elas ficam tão felizes, mas tão felizes por estarem saindo com um homem que elas não conseguem se controlar. Para as mulheres, um jantar de encontro é uma possibilidade de amor que as aproxima do sonho de viver um conto de fadas com o príncipe encantado. Para os homens é uma possibilidade de negócio.

A mulher fica nesse estado de euforia quando não está acostumada a ter jantares de encontros nem a ficar conversando com os homens. No dia em que você achar normal, conversar com os homens, você não ficará mais nervosa diante deles nem tão espevitada e emocionada num jantar.

O fato de ter sido uma garota de programa me ajudou muito a desenvolver as minhas habilidades sociais. Melhorei muito a minha comunicação verbal e aprendi a atrair um homem pela minha conversa.

Trabalhar como profissional do sexo me obrigou a aprender a conversar com os homens. Imagine! De repente, eu estava naquele meio, e tive de puxar conversa com os homens, pedir bebidas a eles e tentar convencê-los a transarem comigo.

Boate de programa é assim, amiga. Os homens ficam sentados, bebendo sozinhos ou com os amigos. A garota de programa é que parte para cima, se aproxima, puxa um papo, vai tentando chegar mais perto, vai sentando e vai conversando, na esperança de ele gostar da sua conversa. É lógico que a atração física ajuda, mas não é tudo. Você tem que continuar a conversa para que ele goste mais ainda de você. Então você pede uma dose de alguma bebida, que sempre custa os dois olhos do cidadão, para conversar mais um pouco. Depois você tenta convencê-lo a pagar um champanhe, que custa o seu braço. Depois você conversa mais um pouco para convencê-lo a ir para o quarto, onde ele provavelmente vai deixar uma perna.

Amiga, eu fazia isso nas boates! Eu chegava junto para fazer o papel que um homem faz com você quando ele tenta seduzi-la em uma danceteria normal da sua cidade. Placar do final de noite: eu havia conversado, na pior das hipóteses, com pelo menos dez homens, tentado puxar papo com eles para ver se rolava algum programa. Independentemente da comissão que eu ganhava pelas bebidas que pedia e "tomava" e do número de programas que eu fazia, a verdade é que eu acabava conhecendo pelo menos dez homens por noite. No final do mês isso dá pelo menos 300 homens.

Bem, é bastante homem para um mês, não é? Imagine em um ano com quantos homens eu conversava! Uns 3.600? Agora multiplique esse número pelos cinco anos em que trabalhei como garota de programa. Foram pelo menos 18.000 homens, amiga linda! Mas não tive que abordar milhares de homens para aprender a conversar com eles. Rapidamente fui ficando menos tensa. Fui me soltando, conquistando a liberdade social, e conversar com eles tornou-se muito fácil para mim. A facilidade de se comunicar é uma ferramenta indispensável para seduzir os homens.

As mulheres muitas vezes me dizem: "Vanessa, não sei falar com os homens. Não tenho habilidade social. Sou tímida e muito envergonhada". Se você tem o mesmo problema, saiba que não precisa ser garota de programa para treinar a liberdade social. É uma simples questão de treino, de conversar cada vez mais com os homens. Você não é envergonhada. Você está assumindo esse papel e vestindo essa ideia. Você pode deixar de vesti-la na hora que quiser! Ninguém nasce bloqueada, tímida ou envergonhada.

Amiga, como seria a sua vida se você não tivesse todas essas dificuldades que diz ter? Já parou para pensar que talvez você não as tenha? Já pensou na possibilidade de o seu cérebro estar mentindo para você? Você um dia pensou que era tímida e envergonhada e continuou repetindo esse pensamento até que virou verdade para você. E se fosse mentira?

Agora, acredite no que vou lhe dizer, amiga: você só não tem facilidade para conversar com os homens porque pensa que conversar com um homem é impossível. Não é porque você é tímida, envergonhada, reservada ou bloqueada. Ninguém nasce nessa condição. Em algum momento da sua vida você passou a acreditar nessa mentira.

Agora você precisa desacreditar! O primeiro passo é treinar. Comece a conversar com os homens. Treine uma e outra vez. Daqui a pouco você vai ver que vai se sentir mais solta e livre. Você também vai ver que os homens gostam de falar com você. Com o passar do tempo, vai ficar cada vez mais difícil acreditar nas mentiras de ontem!

Posso te dizer agora que eu não levo jeito para tocar guitarra, mas na verdade o que acontece é que eu nunca treinei. Em seu best-seller Fora de série: descubra por que algumas pessoas têm sucesso e outras não, o jornalista norte-americano Malcolm Gladwell explica que na maioria das vezes não é o talento nato, e sim o treino diário que diferencia as pessoas bem-sucedidas das pessoas comuns. Ele chegou à conclusão de que as pessoas bem-sucedidas passam uma média de 10.000 horas treinando até adquirir o domínio de uma determinada habilidade. Essa foi a receita de sucesso dos Beatles, de Elvis Presley, Michael Jackson, Mozart, Van Gogh e Leonardo da Vinci.

O que estou querendo lhe dizer com tudo isso? Quero que

entenda que se quiser ficar expert em conversar com os homens, você vai ter que treinar com muitos e muitos homens. Mesmo que não tenha habilidade social nata, você pode desenvolvê-la treinando. Quando era nova, eu era um zero à esquerda com os homens. Se eu pude me tornar outra mulher, você também pode! No meu curso on-line Mulher Magnética: 30 dias para transformar a sua vida há vários exercícios para ajudá-la a se tornar uma mulher sedutora. Por exemplo, o seguinte exercício vai ajudar você a se soltar na hora de conversar com os homens.

Exercício 3

Sabe o que você vai fazer para começar a treinar a comunicação com os homens? Vai começar a falar mais com os homens à sua volta. Você é daquelas que, quando entram em uma loja com dois vendedores, vão direto à vendedora? Agora, amiga linda, as coisas mudaram. Você vai direto ao vendedor. Para treinar a sua capacidade de se expressar, olhe nos olhos dele sem timidez e converse com ele sobre amenidades. Repita isso até que esse tipo de conversa se torne bastante natural para você.

Faça o mesmo no supermercado, na padaria e onde quer que seja. Vá em direção aos homens e peça-lhes o que você precisa. Vamos começar a quebrar esse gelo e ultrapassar essas barreiras. Você agora vai andar na rua e perguntar as horas. Peça informação sobre determinada rua, mesmo que você saiba direitinho onde ela fica. O importante é puxar papo com os homens e se acostumar a conversar com eles. Você vai descobrir o quanto a conversa deles é divertida e como eles mudam o comportamento na frente das mulheres. A verdade é que eles são muito mais soltos do que você imagina.

Vamos treinar essa liberdade social de falar com os homens onde quer que você esteja! Assim, quando você sair para jantar e conhecer alguém, será muito mais fácil demonstrar tranquilidade. E se você é casada, amiga linda, vamos fazer o mesmo! Olha, não há mal algum em dirigir a palavra aos homens. Quanto mais você conversar com eles, mais o seu marido vai curtir a sua companhia.

Como seduzi-lo por torpedo

Amiga linda, o mesmo treino de conversar com os homens usando papo baunilha e zoeira você pode e deve fazer pelas redes sociais ou por mensagens de texto. O Facebook, WhatsApp, Telegram, Viber, Line, iMessage, Tinder e os seus sucessores que ainda não foram inventados podem ser seus grandes aliados nas fases de conforto e até mesmo de ataque.

Nas redes sociais, sempre use mais zoeira do que papo baunilha. A maioria das mulheres manda mensagens para os homens perguntando as novidades. Esqueça o papo trivial nas redes sociais quando é você que inicia a conversa. Vou lhe ensinar a injetar emoção e fazer com que ele tenha vontade de lhe responder.

Chega daquele papinho que deixa o cara quase dormindo e que o faz perder interesse em bater papo com você por mensagens.

O primeiro passo para turbinar o seu jogo nas redes sociais é evitar chamá-lo o tempo todo. Se for chamá-lo para conversar, faça isso de forma esporádica. Se ele não lhe dá bola, troque a estação do rádio, amiga! Está na hora de parar de rastejar atrás de um homem que nem sequer lhe dá atenção.

Para falar com ele nas redes sociais use mensagens leves, criativas e bem-humoradas. Por exemplo, você pode fazer algum comentário sobre coisas engraçadas ou diferentes que viu na rua. Quanto mais original, melhor! Quando for digitar algo para puxar papo, pergunte-se se isso que você pretende escrever é interessante. Pense se as outras mulheres puxam papo com ele da mesma forma. Pergunte-se também se ele vai entender rapidamente. Pense no que ele vai imaginar assim que ler sua mensagem.

Não fique ansiosa em mandar as suas mensagens. Digite com calma e nem ouse responder de imediato quando é ele que a chama primeiro. Se ele às vezes demora a responder, não seja aquela tola que sempre responde na hora. Quando faz isso, você passa a impressão de que ele é a coisa mais importante na sua vida e que não há absolutamente nada que esteja fazendo que não possa ser interrompido de imediato quando ele quer trocar uma ideia com você.

Varie os seus tempos de resposta! Às vezes, demore uma hora para responder, às vezes dez minutos, às vezes, se ele lhe escrever à noite, responda no dia seguinte. Amiga, se ele escrever para você às 23h do sábado e você responder na hora, ele saberá que você está completamente na mão dele! Por que não responder domingo de manhã, para deixá-lo preocupado e achando que você foi para a *night*? Depois que a conversa pega embalo, você faz bate e volta, mas um charminho vale a pena nas primeiras vezes.

Lindona, também não escreva um romance quando for trocar mensagens com ele! Se ele perguntar como você está, não faça o relatório minucioso do seu dia em 17 mensagens. Ele vai entrar em pânico e vai fugir! Deixe isso para depois, quando vocês tiverem mais intimidade. Espelhe o que ele faz. Se ele escreve mensagens curtas e demora a responder, faça o mesmo. Se ele escreve muito e responde rápido, sinta-se mais à vontade para se abrir com ele, mas não exagere. Amiga, em qualquer conversa em redes sociais, a pessoa que estiver escrevendo menos mensagens, com textos menos compridos e com tempos de resposta mais demorados é a pessoa que está no controle e que está sendo perseguida.

Nunca mais seja daquelas mulheres que mandam trinta mensagens sem resposta! Todo homem tem várias histórias para contar de mulheres à beira de um ataque de nervos que não param de escrever. Ele pode ter saído com uma mulher pela primeira vez na sexta, e no sábado ele resolveu deixar o celular carregando em casa enquanto ia ao cinema com os amigos e depois fazer umas compras. Ele volta para casa três horas depois, liga o celular e vê 32 mensagens de uma mulher, e no final as mensagens são do tipo: "Você não gostou de mim? Você não me quer mais?". Gente, ele foi ao cinema! Depois de um encontro, ele virou o seu gêmeo siamês, com a obrigação de se manter permanentemente em contato com você, minuto por minuto?

O tipo de mensagem que você pode enviar a ele para puxar papo é neste estilo: "Além de desenhar corações em volta do meu nome, o que mais você está fazendo por aí?". Esse é o tom levemente metido e bem-humorado que aconselho você a usar com os homens e que costuma funcionar muito bem. Outra opção para puxar papo é mandar uma mensagem para ele perguntando: "Amarelo ou azul?". Mais nada. Se ele insistir em saber do que se trata, então você diz: "Só escolhe, rápido! Preciso decidir agora". Se ele falar azul, daí você responde: "Obrigada, vou escolher amarelo!". Não fique se explicando, mesmo que ele insista. Diga que depois vocês se falam. Nessa troca de mensagens você passa para ele uma impressão de que não diz amém nem dá tudo o que ele quer, e isso o instiga a conquistá-la.

Quando chegar perto do fim de semana, você pode, por exemplo, mandar uma mensagem para ele dizendo: "Aposto que o meu fim de semana será melhor do que o seu!". Ele provavelmente vai perguntar o que você vai fazer e você pode contar uma coisa muito legal ou uma história absurda, como por exemplo: "Neste fim de semana vou colocar silicone no peito, roubar dinheiro do banco, pular de paraquedas e casar no domingo. O que vai rolar por aí?".

Se ele é assediado por muitas mulheres, com certeza ele recebe muitas mensagens nas redes sociais, então as suas têm de ser diferentes. Você precisa causar emoção nele e tirá-lo do mundinho em que vive. Daí a importância de as suas mensagens serem diferentes, mesmo que a princípio elas não pareçam sedutoras. Na verdade, mensagens assim aumentam o grau de conforto dele e dão a você a oportunidade de continuar batendo papo com ele a fim de estabelecer uma conexão mais profunda.

Entenda bem o objetivo principal da fase de conforto, amiga linda: ele tem que se sentir confortável com você. Apenas isso! Você acha que ele vai se sentir confortável se você bombardeá-lo de mensagens nos primeiros dias após conhecê-lo? Você acha que ele vai se sentir cômodo se você já mostrar ciúme dos amigos dele e de outras mulheres logo após o primeiro encontro? Você acha que ele vai se sentir à vontade se quando vocês ainda estiverem se conhecendo você já estiver de marcação nele, quase que querendo marcar a data do casamento?

Já assistiu ao seriado norte-americano *Seinfeld*? Há um episódio famoso em que um dos protagonistas, George Costanza, resolve mudar a forma com que vai lidar com as mulheres. Ele decide que a partir desse momento irá sempre fazer o OPOSTO do que normalmente faria. E não é que começam a chover mulheres interessadas nele?

Amiga, a maioria das mulheres poderia transformar a própria vida amorosa só ao seguir esse exemplo. Ele sumiu por três horas e não respondeu ainda à sua mensagem? Normalmente você mandaria algumas mensagens para ele e ficaria ansiosa esperando ele responder, comentando o caso desesperadamente com as suas amigas? Faça o oposto! Suma também. Vocês saíram e ele ainda não a convidou para sair de novo? Normalmente você ficaria dando indiretas de que quer sair de novo e perguntando o que ele vai fazer no final de semana? Faça o oposto! Zoe-o bastante, converse sobre coisas divertidas, suma de vez em quando, não toque no assunto de um próximo encontro e, quando ele finalmente a chamar para sair, diga que nesse dia você não pode, mas que na terça que vem você tem vaga para ele, sim!

No curso *Mulher Magnética: 30 dias para transformar a sua vida* eu dou uma lista completa de mensagens de texto que funcionam muito bem como quebra-gelo ou abre-conversa. As alunas que usaram dizem que os homens costumam responder rapidamente e passam a procurá-las de forma mais insistente, sem que elas tenham que procurar por eles. Essas mensagens são reservadas para o curso, pois se eu divulgar todo o conteúdo publicamente elas vão ficar batidas e vão perder o efeito. Na primeira oportunidade, torne-se aluna desse curso e você vai ver como os homens vão ficar no seu pé nas redes sociais. Ainda que você não se torne aluna, você vai mandar muito bem nas redes sociais se lembrar a importância de dosar quanto você escreve, de variar o seu tempo de resposta, de manter um tom leve e brincalhão, de zoar sem parar e de imitar o que ele faz.

As mensagens de texto não devem evoluir para a sensualidade se vocês ainda estiverem na fase do conforto e ainda não tiverem ido para a cama. As mensagens sensuais e levemente sexuais são para a fase do ataque.

Já na fase do ataque, antes de o sexo acontecer, você vai começar a impregnar as suas mensagens cada vez mais com referências sexuais. Você vai fazer brincadeiras em torno do assunto, apenas excitando-o levemente enquanto se divertem. Deixe as mensagens eróticas e explícitas para depois do sexo. Se você partir para a pornografia antes de fazer sexo com ele, você perderá boas chances de seduzi-lo. Sedução é um jogo longo!

Agora, lindona, se ele não sente atração por você e não lhe dá bola, esqueça-o! Se partir para a fase do conforto com um cara que não se sente atraído fisicamente por você, você estará estimulando algo chamado amizade. E, uma vez que você entrar para a zona da amizade, um relacionamento se tornará mais difícil. Ele pode até levá-la para a cama quando estiver sem uma opção melhor, mas dificilmente vai querer um relacionamento com você.

Quando começa e quando termina a fase de conforto? A fase de conforto começa quando você percebe que ele se sente atraído por você e termina quando ele se sente tão confortável com você a ponto de lhe dedicar cada vez mais atenção. Quando ele vai para a balada, ele a convida. Quando ele está on-line nas redes sociais, ele está sempre conversando com você. Quando você não se mexe, ele a procura. Quando vocês saem, ele a leva para lugares onde há pessoas que ele conhece.

Não me interprete mal, amiga linda: não estou falando para continuar na fase do conforto até ele a pedir em namoro! Esqueça isso! Apenas estou dizendo para você esperar um pouco antes de partir para o ataque. Espere até ele dar sinais de que se sente confortável com você e quer passar cada vez mais tempo na sua companhia.

Talvez você esteja se perguntando: "Por que preciso passar por toda essa fase de conforto? Não posso partir para o ataque logo?". A resposta é que você pode, sim, partir logo para o ataque, especialmente se você quiser só sexo, mas as chances de ele sumir no dia seguinte são bem mais elevadas.

Amiga, você quer que ele despareça depois da primeira transa? Você quer que ele só a procure para ter mais sexo? Quer que ele evite qualquer envolvimento sentimental mais sério? Então parta para o ataque logo. No entanto, se você quer que ele fique depois da primeira transa e continue chamando-a para sair, você tem que investir na fase do conforto.

Os homens solteiros têm pavor de se envolver com uma mulher que fique no pé deles, que os bombardeie com mensagens e ligações e que os pressione para ter um namoro mais formal. Eles somem depois da primeira transa porque não querem você no pé deles, nem querem que você cobre um namoro. Eles só a procuram quando querem sexo, porque eles evitam a todo custo qualquer programa que leve você a pensar que eles querem um relacionamento sério.

Por isso você precisa conduzi-lo pela fase do conforto. Ao sentir que você não vai ficar louca no pé dele, que não vai começar uma marcação grudenta e que não vai cobrar um namoro logo de cara, ele relaxa. Ele passa a se sentir cômodo e não fica ansioso para fugir e sumir depois do sexo. Por isso, você precisa ficar atenta aos sinais de que ela já está confortável e perdeu o receio.

Amiga, a fase de conforto não é nenhuma pílula mágica. Pode muito bem acontecer de você terminar a fase de conforto, partir para o ataque e ir para a cama com ele só para descobrir nos dias posteriores que ele sumiu sem deixar rastros. A fase do conforto não é uma garantia de que ele vá ficar depois da primeira transa. Mas o que lhe garanto é que, sem a fase de conforto, as chances de ele sumir são bem maiores.

Quando você reparar que ele a está procurando cada vez mais, passando cada vez mais tempo com você nas redes sociais e chamando-a frequentemente para sair e para a balada, e quando você notar alguns dos outros sinais de que ele já se sente cômodo com você e perdeu o medo de que se torne uma louca no pé dele, você pode partir para o ataque. Você pode ficar tranquila ao saber que ele se sente atraído e confortável e que você fez de tudo para aumentar as chances de ele não sumir depois da primeira transa.

Agora, vamos para o ataque, amiga linda!

Terceira fase: ataque

A fase do ataque é quando você vai começar a excitar esse homem e causar o efeito testosterona nele, ou seja, você vai aumentar os níveis de testosterona no corpo dele. Testosterona maior significa libido maior. Além disso, um homem com testosterona elevada tem inteligência baixa.

Em outras palavras, na fase do ataque você vai estimulá-lo e excitá-lo sexualmente para deixá-lo alucinado e burro!

Uma das primeiras coisas que você precisa fazer é tocar esse homem. Conte uma piada e toque no cotovelo dele. Sorria para ele e toque no braço dele. Comece a falar mais baixinho para que ele chegue mais perto e toque no ombro dele. Se ele já sente uma certa conexão com você, quando o toca, o que você causa nele é frenesi.

Então você vai começar a sexualizar a conversa. Não se preocupe, não é porque você sexualizou a conversa que você vai ter que ir para a cama com ele. Você vai deixá-lo com vontade de fazer sexo com você, imaginando como você seria na cama. A sexualização de que falo é indireta. Não é explícita. É leve, bem leve. Lembre que você não é obrigada a absolutamente nada.

Vamos relembrar uma passagem deste livro? O que é preciso acontecer mesmo para que um homem se apaixone por você? É preciso que você ocupe o espaço mental dele. É preciso que ele continue pensando em você mesmo depois que você tenha ido para casa. Se um homem ficou excitado ao conversar com você, mas não conseguiu levá-la para a cama, ele vai ficar pensando em você sem parar.

Para sexualizar a conversa, você vai circundar o assunto do sexo pelas tabelas, começando a comer pelas beiradas, de maneira bem lenta. Os homens adoram!

No meu curso ensino algumas estratégias para sexualizar a conversa e facilitar o toque. Uma das melhores estratégias é a de convidá-lo para um jogo. Por exemplo, você pode convidá-lo para brincar de beija, transa ou mata.

A brincadeira é assim: você explica que vai apontar para algumas mulheres e que para cada uma delas ele tem que dizer se a beijaria, se transaria com ela ou se a mataria. Então você aponta para uma mulher que naquele momento parece sem brilho e pergunta: "Aquela ali, você mata, beija ou transa com ela?". Primeiro ele vai ficar meio surpreso e vai pensar: "Nenhuma mulher tem essa postura! O que será que ela está querendo?". Enfim, ele vai acabar entrando na brincadeira. Daí você indica uma bem linda e depois vai apontando outras pessoas na festa ou onde quer que vocês estiverem. Ele vai fazer o mesmo com você, apontando os homens.

Esse jogo é uma oportunidade perfeita para se divertir com ele e para tocá-lo uma e outra vez. Quando ele apontar um homem baixinho, careca e sem um dente na frente você diz: "Ah, com esse eu transo!". E vocês vão começar a rir. Nesse momento, você toca levemente o ombro ou o braço dele, ancorando a sensação de prazer e bem-estar.

Aliás, amiga linda, a ancoragem é uma técnica importante na fase do ataque. Ela foi desenvolvida por Richard Bandler e John Grinder, os pais da Programação Neurolinguística. Ancorar é fazer com que o outro associe uma sensação ou emoção prazerosa a você. Quando você conta uma piada que o faz rir muito e toca o braço dele, você o está induzindo a associar a sensação prazerosa do riso com o seu toque. Se você repetir isso algumas vezes, ele sempre vai associar o seu toque ao prazer.

Se ele apontar para ele próprio depois de um tempo – e alguns homens fazem isso mesmo –, você pode brincar e dizer: "Ah, você? Você eu beijo, transo e depois mato!". E, se quiser, você pode complementar dizendo, com um toque travesso e um sorriso maroto: "Claro, não precisa ser nessa ordem!".

Com essa brincadeira simples e divertida, talvez um pouquinho ousada, você trabalha a conversa sexualizada e o toque. O efeito que você vai causar sobre o homem é espetacular.

Você pode fazer a brincadeira com um homem que acabou de conhecer, com o seu namorado e até com o seu marido. Aliás, esse jogo é ótimo para sexualizar e apimentar o casamento. Se você não quer brincar com o seu marido porque não gosta que ele olhe para outras mulheres, saiba que essa é uma atitude imatura. A mulher poderosa e sedutora não se intimida com a presença de outras mulheres. Ela não se incomoda. Ela não dá atestado de ciúme e tem autoestima suficiente para não se abalar com uma brincadeira como essa. Você é magnética e se garante na vida, com ou sem ele.

Outra brincadeira que você pode fazer para sexualizar a conversa é a brincadeira do banho. Quando a conversa baunilha estiver se alongando e você sentir que o interesse dele está minguando, diga de repente: "Você sabia que 93% dos homens se masturbam quando tomam banho? E você sabia que os 7% restantes cantam? Você sabe o que eles cantam?". Com certeza ele vai responder "não". Aí você diz: "Então eu sei o que você faz quando toma banho". Ou, se quiser deixar a brincadeira mais clara ainda, diga: "É porque você é daqueles que se masturbam".

Você acha que ele ficará ofendido com essa invasão de privacidade? Que nada! Quem se sente assim geralmente é mulher. Ele vai adorar. Fique tranquila, amiga. Você apenas está demonstrando que é uma mulher com conversa solta e mente aberta.

A masturbação não é nada vulgar nem tabu no mundo masculino. Para ele sentir conforto e conexão com você, você precisa adentrar o universo dele.

Vale lembrar, amiga linda, que a atração, o conforto e o ataque não são apenas as fases cronológicas da sedução. Elas também são as três dimensões da sedução, e estão presentes cada vez que você conversa com um homem. Por isso, mesmo que você esteja na fase do ataque, o fato de falar de maneira solta e natural sobre a masturbação o deixa mais confortável ainda com você, porque você está demonstrando que não é aquela mulher certinha e virginal que não ousa nem falar a palavra "masturbação".

No meu curso ensino inúmeros jogos emocionais para você fazer com os homens e dou sugestões de mais assuntos para você conversar com ele e zoá-lo com classe.

O papo sexualizado e o toque, alternados com o toque e a zoeira, fazem com que a emoção oscile na conversa. Para que ele se apaixone por você, ele precisa sentir os altos e baixos da emoção. Sem isso, não há paixão.

Outra coisa que você pode fazer com ele, seja numa conversa pessoal ou num bate-papo nas redes sociais, é contar alguma curiosidade sobre sexo que você tenha encontrado na internet, como por exemplo: "Você sabia que chocolate, sexo e álcool, exatamente nessa ordem, são as três coisas mais difíceis para uma mulher largar, segundo uma pesquisa científica feita na Inglaterra? É isso mesmo! Até conseguimos ficar um mês sem sexo, mas sem chocolate, jamais!".

Como sempre, amiga, é importante dosar. Você não vai ficar tocando-o o tempo todo, né? Você também não vai contar uma história apimentada após outra para ele, certo? Espero que você também não fique só nos jogos emocionais, sem mudar de assunto. Quando o assunto é sexo, dosar é mais importante ainda. Se você encaixar um jogo de sexualização ou mensagem sensual atrás do outro, vai perder aquele crescendo de emoção. Lembre que o sexo ainda não rolou e que você precisa sexualizar a conversa de forma lenta e subliminar.

Não esqueça que você é a DJ do encontro! Vá regulando a conversa, dosando a baunilha com a emoção, dando pinceladinhas de testosterona nele, recuando e pincelando de novo. Assim você vai torturando-o com uma dose de maldade que tem de existir no jogo da sedução. Testosterona na veia dele, amiga linda! E quando ele estiver empolgado, vá embora!

As mulheres geralmente estão tão encantadas por estar na companhia de um homem que querem aproveitar até o último segundo do último minuto. Quase sempre é o homem que encerra o encontro. Mas, da próxima vez, você é que vai encerrar o encontro. Você irá embora quando ele estiver adorando sua companhia. Faço isso sempre e não costuma falhar!

Durante o sexo e depois dele, a conversa de vocês vai ganhar outro estilo. Você vai aprender a conduzir essa conversa mais explicitamente sexual no próximo capítulo, sobre como se tornar uma deusa do sexo.

Além da sexualização da conversa e da escalada do toque, o que diferencia o ataque do conforto é que no ataque você vai introduzir outra tática de sedução chamada coquetismo. O coquetismo é a tática preferida das grandes sedutoras.

Coquetismo, uma tática infalível

Causar mistério e confusão é o melhor jeito de você fazer um homem pensar sem parar em você.

Misturar mistério e confusão chama-se fazer coquetismo. A mulher magnética usa o coquetismo como a sua arma preferida na fase da sedução. Antes do sexo, ela usa o coquetismo em pequenas doses. Depois do sexo, ela usa o coquetismo em doses medianas. E depois de casar, ela usa o coquetismo de maneira esporádica, para manter o interesse dele.

A coquete é uma expert em dosar mistério e confusão. Coquete é uma palavra que vem do francês, e tem vários significados, inclusive pessoa confusa, volátil, pessoa que flerta e pessoa que causa fascínio.

Para efeitos deste livro, a coquete é aquela mulher que causa fascínio nos homens justamente porque parece volátil. Ela nunca dá segurança a ele e o deixa confuso sobre as suas verdadeiras intenções. Mesmo depois de casada, ela não abre mão dessa mistura de mistério e confusão.

A coquete sabe retardar a satisfação. Retardar a satisfação é a tática insuperável da sedução. Quanto mais o homem tiver que esperar, mais ele se torna escravo dela.

Você nunca vai deixar claro a um homem que você sabe que ele está aos seus pés. Você nunca vai agir de forma dominadora. O seu disfarce vai ser uma certa doçura. Usando essa simpatia e doçura você vai ditar quando e de que forma as coisas vão acontecer, sem demonstrar que você está no comando e numa posição superior.

Por exemplo, se um homem a convida para jantar, você não vai olhar para ele no melhor estilo "Entre na fila, querido!". De forma alguma! Mas você pode dizer que está trabalhando ou que não pode nesse dia, sem deixar claro o motivo. Você pode propor outra data ou então dizer que vai ver quando pode. Nesse meio-tempo você vai largando alpistes sobre o solo para que ele não voe e fique ali, na esperança de que um dia você aceite o convite!

Esses alpistes chamam-se conforto e conversas levemente sexualizadas. Em nenhum momento você vai passar a imagem de que está no controle. Como coquete cada vez mais experimentada, você vai usar a simpatia e a doçura para evitar que o ego dele venha à tona e que ele queira disputar com você o poder.

Vou lhe dar um exemplo de como agir como uma coquete. Vamos supor que vocês saíram para jantar e a noite foi superdivertida. Quando ele a convida para sair de novo, você protela a resposta e demonstra estar mais distante.

Uma dica importante: antes de usar o coquetismo, você tem de deixar o homem superinteressado. Quando ele está muito ligado em você, você parte para o coquetismo e faz movimentos que demonstram indecisão e distanciamento. Uma vez que ele estiver interessado, você de repente se torna vaga, fria e desinteressada. Se você virar coquete antes que ele esteja bem interessado, ele pode se afastar.

As mulheres que são coquetes tornam-se mestras na arte da sedução. Elas levam o jogo no movimento do ir e vir, deixando o homem oscilando entre a emoção e a frustração. É esse jogo de emoções que faz com que ele se sinta ligado a você e a deseje. Afinal, a incerteza instiga e atrai. Quando ele está seguro de que a tem, ele passa a achá-la muito menos interessante.

O coquetismo é um jogo de estica e puxa. É dar esperanças a ele e tirá-las. É colocar o doce na boca da criança e tirá-lo quando ela for morder. É deixá-lo sem entender o que está acontecendo e por que está acontecendo. O alvo do coquetismo não tem segurança com você e perde tempo tentando entendê-la. Como já vimos, se a mente dele está ocupada com você, aumentam muito as probabilidades de ele ficar apaixonado!

Como coquete, o seu charme vai ser a indecisão. O desligamento temporário pode ser o seu toque especial. O outro fica com medo de você perder o interesse nele. Ele vai se esforçar para manter a sua atenção. A mente dele fica cada vez mais ocupada com você. Os pensamentos dele se fixam obsessivamente no que fazer para que você finalmente se decida.

Se você usar o coquetismo, o seu homem vai ficar obcecado por você e vai vê-la como uma mulher melhor do que as outras, a única do universo!

Para você fazer o jogo do estica e puxa é preciso que você pratique com ele o neg e o pump, que na verdade são variações de negativo e positivo, ou seja, de frustração e emoção.

Neg é uma expressão para designar negação, entre outras palavras, amiga, você vai fazer uma negação a ele, você o desmerece sutilmente em tom de humor leve. Saiba que isso tem uma repercussão emocional profunda, porque no íntimo dele isso reage de uma forma significativa, não o deixando infeliz, nem com problemas emocionais, mas sim ficando ligado a você por causa da negação que faz a ele. Quando você diz a ele um neg, o que está dizendo também é: "Não estou babando por você e não estou bem certa se teremos alguma coisa; quem sabe?". E você faz isso misturado com a esperança que lhe dá (pump) logo em seguida.

Vou lhe dar alguns exemplos de negs que você pode fazer, ok?

Por exemplo, ele está usando um boné sofisticado, de marca, que você sabe que é caro; ele acha que está com tudo, então você diz:

– Muito legal seu boné! Lá na 25 de Março tem vários desses, tem até uns mais bonitos.

Mas veja, você diz isso de forma bem-humorada, sorrindo. A importância do neg é fazer o homem receber a mensagem de que ele não é tudo isso, e que você não está tão impressionada assim com ele.

Quer ver outro exemplo? Este é um que a minha filha fez. Ela estava saindo com um cara lindo, de olhos verdes, todo sarado, as mulheres caíam matando em cima dele. Ele perguntou à minha filha: "Se você fosse um ladrão, o que roubaria de mim?". Ela prontamente respondeu: "Aquela sua calça ridícula do nosso primeiro encontro. Aliás, você precisa comprar umas calças novas".

A maioria das mulheres teria dito: eu roubaria seus olhos!

E seria uma típica resposta de uma mulher comum, com quem ele não teria grande ânimo de dar continuidade à conversa, por ela ser previsível demais e açucarada demais, igual à maioria das mulheres.

Vou lhe dar mais um exemplo de uma oscilação entre neg e pump para você ver como funciona essa jogada. Digamos que vocês estão conversando e tomando um café em uma cafeteria, então você olha para ele e fala: "Me sinto atraída (pump), você é um amigo muito legal (neg)".

O neg causa uma verdadeira confusão na mente dele e ansiedade, porque ele fica entre a excitação pelo que você disse primeiro "me sinto atraída por você" e confuso pelo que você disse por último ("você é um amigo muito legal"), fica na dúvida se você está a fim ou se é apenas amizade. Ele fica confuso porque o que você fala nem sempre bate com o que você faz. Você pode aceitar tomar café, ir ao cinema com ele, conversar por WhatsApp madrugada adentro enquanto ri com ele sobre diversos assuntos, e no entanto não o beija ainda.

Você acha que ele vai ficar desanimado com o fato de você dizer que se sente muito atraída por ele como amigo ou que gosta muito dele como amigo?

No exato momento, sim, mas não se preocupe, faz parte do jogo, você se lembra de que lhe falei que você não deve ter medo de perder?

As mulheres que melhor fazem o jogo do estica e puxa são exatamente as que não têm medo algum de perder, porque a ansiedade está controlada pelo fato de ela ter certeza de que, independente do que aconteça, tudo estará bem.

Você precisa se desapegar dele para tê-lo, e sabe o que você faz depois desse neg? Você espera um pouco e então conta a história sobre um casal de amigos que se apaixonou e foi morar na Patagônia para fotografar para revistas e estão superfelizes. Algo assim bem lúdico, para ele ter uma certa ilusão e se agarrar a essa possibilidade de que aconteça algo assim com vocês. E você pode criar essa história ou então procurar no Santo Google por histórias de grandes amigos que se apaixonaram e o que aconteceu de incrível com essa história – apenas lembre-se de não engatar a frase feita de neg que lhe dei com a história, certo? Deixe-o um pouquinho desanimado, depois ofereça um pirulito para ele se alegrar. E esse pirulito se chama pump.

Pump é quando você joga o homem para cima novamente, e quando faz isso você está exaltando as emoções nele. E alternância não deixa a história ficar morna. Essa é a maneira de excitá-lo no ponto certo. Aprove-o, desaprove-o, aprove-o, desaprove-o.

Você tem medo de fazer isso, amiga? Acha que se você disser que gosta muito dele como amigo ele pode resolver ir atrás de outra mulher porque não vê esperança nenhuma com você?

Bem, você provavelmente já passou pela situação de gostar de um homem e ele ser apaixonado por outra. Me diz, por causa disso você perdeu o interesse nele? Assim, da noite para o dia, você deixou de se interessar por ele? Pode ser que você já tenha se apaixonado por um homem que amava outra mulher e depois de um bom tempo você o esqueceu, mas veja o que eu disse: depois de um bom tempo. E você sabe por que não abandonou a causa? Porque você já estava embarcada no processo de sedução ou já havia sido seduzida por ele, talvez por atitudes inconscientes que resultaram na sua paixão por ele.

O fato é que as pessoas não desistem umas das outras sem mais nem menos. E se você conhecer um homem com o qual isso aconteça, é bom que ele desista logo de você, amiga, porque com gente assim é melhor nunca se relacionar. Não faça questão de ter homens rasos na sua vida amorosa; se é para um homem ficar, ele tem de ser bom, tem de querer estar com você e se manter ao seu lado, topando a história à espera da recompensa.

O cara que só quer a recompensa não serve para ter um relacionamento com você. Então não tenha medo de jogar, nem sempre você vai ganhar, faz parte, mas a probabilidade de os resultados serem positivos é infinitamente maior.

Na sua vida pessoal, já pode ter acontecido de sair com um cara que estava lhe dando segurança, você estava gostando da situação e começando a se interessar por ele, mesmo de forma controlada. De repente o cara desaparece ou começa a ficar coquete, parecendo não estar mais na sua; o que aconteceu com você nesse momento? Você ficou obcecada, querendo entender e fazê-lo perceber que você existe, você ficou com medo de estar perdendo a oportunidade da sua vida, e isso te deixou tão doida que ele simplesmente ocupou todo o seu espaço mental.

Para o movimento do coquetismo ter sucesso você não pode agir sempre na mesma linha, negando-o direto ou elogiando-o direto; assim ele não terá os altos e baixos que causam a emoção e a euforia que ele precisa ter para se apaixonar. Não se esqueça, paixão é emoção.

Já falamos sobre isso, as mulheres raramente curtem o jogo da sedução, elas se sentem bastante ansiosas e aflitas, elas querem resolver tudo logo; mas não se esqueça: você está atrás de segurança, ele está atrás de emoção. Você quer casar, mas ele quer aventura, e toda aventura tem o quê? Emoção. Você conhece alguma aventura que não tenha emoção? E quanto mais emoção uma aventura tem, melhor ela é.

E se ele gosta de emoção, seja você a emoção do momento para ele. Se você oferecer logo de início uma situação estável, ele vai se entediar e vai querer brincar de outra coisa.

Sabe o que também atrapalha muito as mulheres na hora de praticar a sedução? O mundo está muito moderno, a vida se tornou mais prática, bastante objetiva. Hoje em dia a gente "fica", ou seja, vamos direto da parte da atração para os finalmentes. Toda a parte do conforto e do coquetismo do ataque não acontece, logo, você tem homens interessados em fazer sexo com você e que simplesmente somem, porque se sentiram atraídos, mas não desejam permanecer ali.

Claro que você pode ficar, beijar, ir a baladas, até sair para transar sem compromisso. Não há nada de mal nisso, mas faça com homens com os quais você só tem interesse para curtição. Quando você quer pegar um homem, você precisa envolvê-lo. E você compreende que envolve um homem exatamente pelo conforto e pelo coquetismo de ataque?

As mulheres casadas podem usar essas táticas de conforto e coquetismo com seus maridos tanto quanto as solteiras que acabaram de conhecer alguém. Veja bem, estar casada e fazer com que o casamento se estenda de maneira feliz por muitos anos é, no fundo, aplicar a arte da sedução dia após dia.

Para lhe ajudar a identificar bem as fases e compreender melhor onde você aplica determinada técnica eu preparei este esquema, que ajuda a deixar bem claras as ações mais assertivas a serem tomadas em um processo de sedução:

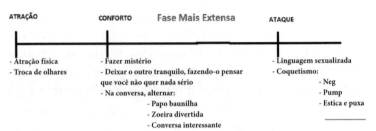

FASES DA ARTE DA SEDUÇÃO

ATRAÇÃO	CONFORTO	Fase Mais Extensa	ATAQUE

- Atração física
- Troca de olhares
	- Fazer mistério
	- Deixar o outro tranquilo, fazendo-o pensar que você não quer nada sério
	- Na conversa, alternar:
	    - Papo baunilha
	    - Zoeira divertida
	    - Conversa interessante
			- Linguagem sexualizada
			- Coquetismo:
			    - Neg
			    - Pump
			    - Estica e puxa

A fórmula para fazer um homem ficar apaixonado por você

É possível, sim, fazer um homem ficar apaixonado por você, mesmo que esse sentimento não tenha se manifestado de forma natural e imediata.

Paixão tem vários graus e formas. Você, por exemplo, talvez seja apaixonada pelos animais ou pode ser apaixonada por comida chinesa, ou apaixonada pelos seus filhos, apaixonada pela amizade que você tem com sua amiga, apaixonada pela sua família ou apaixonada por um homem. Sim, você sente paixão por tudo isso. Mas você percebe que essas paixões são diferentes?

Nos apaixonamos por alguém ou algo quando sentimos química. A sensação da química que dizemos ter é na verdade um frenesi em consequência das emoções do nosso subconsciente que vem à tona. A paixão nunca é racional, porque não é na parte lógica do cérebro que estão as emoções, mas no subconsciente, que é a parte irracional, que não pensa, apenas sente e reage.

É por isso que você não consegue explicar por que se apaixonou, por exemplo, por um cara que não era muito legal. Seu cérebro intelectual diz a você que aquele homem não vale a pena, mas seu subconsciente, que não entende nada de lógica, continua sentindo aquela emoção e reagindo a ela.

Saiba que, quando você se apaixonar por alguém, isso significa que seu inconsciente reconheceu naquele homem informações e emoções comuns a você e que te "lembram" coisas boas, como o fato de o homem ter a mesma voz do pai que você tanto amava na infância, misturada com o cheirinho do seu melhor amigo e com os traços do rosto do seu ator preferido da adolescência. E com isso seu cérebro passa a neuroassociá-lo a emoções profundas e, na maioria das vezes, boas.

Paixão nunca é por apenas um motivo, envolve uma quantidade grande de conexões e recordações inconscientes que fazem você se sentir ligada à pessoa e, quanto mais informações de lembranças positivas seu subconsciente captar no outro, mais apaixonada você fica. Por isso ouvimos tanto expressões como esta: "Eu não consigo me desvincular dele", que é o que as mulheres dizem quando estão superapaixonadas.

E paixão envolve sempre dois aspectos: admiração e conexão. Não há outra forma. Você não vai se apaixonar por alguém que não admira. E, como falei, você tem de ter reconhecido algo na pessoa como parte de você. Por exemplo, quando você se apaixona por uma música, algo na letra ou na vibração musical tem a ver com você. Se você tem uma amiga com a qual tem um laço muito forte e você é apaixonada por essa amizade, é porque você se conectou a algo nela que reconhece também em você, e o mesmo acontece com as pessoas da sua família. Você é apaixonada por seus filhos porque vê neles uma extensão de você mesma. Você se apaixona pelos animais que se parecem com você sob algum aspecto e o mesmo dizemos da comida. Se você não estabelece uma conexão com algo ou alguém você não se apaixona. Ponto.

Paixão surge naturalmente, no entanto, você não precisa ficar inerte, esperando que isso aconteça, até porque vimos que a mulher magnética é alguém que age e o que ela pode fazer são ações para que o homem se apaixone por ela.

Então você me pergunta: mas como fazemos quando isso não acontece em um primeiro momento? Bem, podemos fabricar essas emoções, despertá-las ou construí-las, da seguinte forma:

Você precisa fazer um homem se conectar a você ao admirá-la e sentir conexão com você, além de associá-la a coisas boas. Bom, isso você já entendeu, agora vem a pergunta: como?

Para um homem admirá-la ele tem de lhe dar poder, tem de ver em você aspectos que ele gostaria de ter mas que não tem, ou então ele tem de ver em você aspectos que ele também tenha mas que em você sejam superiores ou mais naturais que os dele. Nós só damos poder a uma pessoa que tem o que não temos ou que tem em maior quantidade que nós. Por que admiramos determinados cantores?

Porque eles têm a voz que não temos.

Por que damos poder aos atletas? Porque eles têm a capacidade física que nós não temos.

Por que damos poder aos milionários? Porque eles têm o dinheiro que não temos.

Por que damos poder às modelos? Porque elas têm a altura que não temos.

Claro, a nem tudo aqui nesta lista você dá poder, mas estou usando esses exemplos para que você possa entender.

Então, para um homem admirá-la e lhe dar poder você precisa ter o que ele não tem e que gostaria de ter. Se ele é um cara tímido, sugiro que você desenvolva mais suas habilidades de comunicação. Ele vai admirá-la por essa capacidade.

Se ele é um cara impaciente, desenvolva a capacidade de ser paciente e deixe-o de boca aberta com seu alto grau de controle emocional.

Se ele é um cara que tem dificuldade em ser prático no dia a dia, mostre, amiga linda, como é que se faz! Ele vai te dar poder, é inevitável.

Entre outras coisas, você precisa ser o oposto das características negativas ou das deficiências que ele tem, dessa forma ele irá admirá-la e lhe dar poder. Portanto, estude-o, analise-o, trace o perfil psicológico desse homem, conhecê-lo é importante. Analise o Facebook dele, analise friamente as conversas que vocês tiveram, retroceda as mensagens, tente perceber e sentir esse homem, você é capaz, você é inteligente, você é mulher, você tem feeling, não deixe que sua vontade de ter um relacionamento pinte-o de uma forma que ele não é. Você não precisa investigar esse homem como se fosse um detetive, porque isso seria paranoia, mas ter um olhar mais aguçado sobre as atitudes dele vão ajudá-la a traçar o perfil psicológico dele. Traçou? Identificou as três deficiências dele? Agora pegue essas deficiências, estabeleça o que seria o contrário delas e então desenvolva em você o oposto dessas deficiências.

Para ele se sentir conectado a você, amiga linda, desperte nele atenção para as coisas que vocês têm em comum. Da mesma forma que você fica surpresa quando um homem diz que adora o mesmo estilo de música que o seu, ele também ficará surpreso se você se mostrar entendida das mesmas coisas que o agradam. Como descobrir do que ele gosta? Ora, amiga linda, a boca da gente fala sobre aquilo que nosso coração está cheio. Com certeza em algum momento ele falou sobre seus hobbies, deu indícios sobre as coisas que curte e no Facebook deve haver várias curtidas e páginas que traduzem a personalidade dele. Aprimore-se nesses assuntos. Eu não lhe disse que sedução é um jogo e que portanto necessita de estratégia?

E não, não estou lhe dizendo que você precisa ser outra pessoa e que precisa mudar sua personalidade, pagando um preço alto como esse só para conquistá-lo. Estou dizendo para você ser esperta, ser inteligente. Você o quer? Pegue-o, mas pegue-o atraindo-o. Você irá atraí-lo se tiver em você aquelas coisas com as quais ele se conecta. Então, pesquise no santo Google as paixões da vida dele. E não se preocupe, você não precisa fingir para o resto da vida que gosta de uma coisa que na verdade odeia. Até porque você vai jogar no inconsciente dele aquelas primeiras informações e elas ficarão gravadas dentro dele, depois, você pode ir aos poucos deixando de curtir determinados assuntos, porque a informação já foi para a memória seletiva dele – você se lembra de que as primeiras informações que recebemos sobre algo ou alguém o cérebro toma por verdade?

E se ter de ser inteirar sobre pagode, por exemplo, é um sacrifício para você, porque odeia pagode, então escolha outro aspecto dele ao qual você se conecta e explore esse aspecto, focando com ele sua conexão nisso. E sabe o que você tem de fazer depois de casada? De vez em quando, tem de retomar aqueles aspectos iniciais que o ajudaram a se conectar a você. Por exemplo, se você pesquisou tudo sobre o Flamengo, mesmo não gostando de futebol, só para ter o que conversar com ele, quando estiverem casados você não precisa virar uma torcedora fanática, o que seria insuportável; basta sentar ao lado dele para assistir a um ou outro jogo do Flamengo, como uma mulher amiga e companheira, que o subconsciente dele vai dar mais uma reforçada naquela ideia e associá-la novamente às coisas boas da vida dele. Pronto, simples assim.

Amiga, a paixão que ele vai sentir e manter por você é intensificada por todas as outras práticas de sedução que estou lhe passando neste livro. Se você aplicá-las bem, as probabilidades de ele não cair na sua rede são muito pequenas. Se não acontecer, tente identificar o ponto X onde você poderia ter se saído melhor. E nunca se cobre, nunca se culpe, não vire sua carrasca. Identificar esse ponto vai ajudá-la a se aprimorar para o próximo, é assim que as pessoas ficam experts.

Nós nos aperfeiçoamos por algo chamado tentativa e erro. O mesmo aconteceu quando você tentou caminhar pelas primeiras vezes. Tentativa, erro, tentativa, erro, tentativa, acerto... Olha! Você aprendeu a caminhar!

Para você dar continuidade à emoção que despertou nele, seu próximo passo é fazer a alternância, usando os altos e baixos para não estabilizar essa emoção, o que faria com que ele se sentisse seguro e com o passar do tempo achasse a relação apática. Veja o gráfico a seguir; ele mostra a evolução e alternância da emoção em uma relação que tem tudo para o homem ficar conectado à mulher. Veja que a emoção nunca tem a mesma frequência, ela tem desníveis, muitas vezes gritantes, principalmente na primeira fase da sedução, em que o outro invariavelmente terá de passar pela situação de aflição por achar que perdeu o parceiro, deve experimentar sentimentos de angústia e sofrimento, recebendo doses altas de conforto e alegria depois disso. A verdade é que todos nós, em alguma medida, somos masoquistas; o que nos diferencia uns dos outros é a intensidade com que reagimos, mas o fato é que essa pequena dose de sofrimento que nos é imputada, na dosagem correta, faz com que nos tornemos mais ligados ao outro.

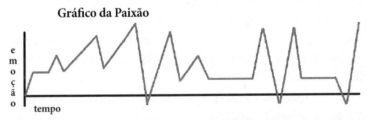

Gráfico da Paixão

Momento em que você o conhece

A alternância da emoção mantém o outro atento, interessado e apaixonado por você. Sem a alternância da emoção, o relacionamento tende a cair na rotina. A estabilidade emocional é importante num relacionamento, mas quando você percebe que não há quase nenhuma alternância emocional no relacionamento, você precisa criar essa alternância usando o coquetismo e as táticas para despertar ciúmes no outro. Os ciúmes o deixam inseguro e o mergulham num inferno emocional. Depois você o leva de volta ao paraíso para que ele perceba quanto é maravilhoso estar com você.

Seduzindo e reconquistando o ex

O mesmo vale para reconquistar aquele ex que não sai da sua cabeça de jeito nenhum? Sim! Você precisa resgatar essa conexão e admiração. Provavelmente, ao fim do relacionamento você já não era mais aquela por quem ele se apaixonou. Busque na sua memória quem você era inicialmente e o que você estava sendo quando se separaram. Qual seu maior erro? Onde foi que você perdeu o controle sobre suas emoções?

Ah, foi ele que pisou na bola? Ele que a ofendeu? Ele que a traiu? Ok, amiga linda, tudo isso pode ter acontecido, sim, mas vou lembrá-la do fato de que você é responsável por tudo aquilo que lhe acontece e que é você que atrai para sua vida. Nunca somos 100% vítimas, nunca somos 100% culpadas, ok?

Se ele a ofendeu e você ficou com baixa autoestima por isso, saiba que você é parte ativa nesse processo, porque você se sentiu assim e se permitiu estar conectada àquela ofensa. Se uma pessoa a ofende cabe a você se conectar ou não àquela ofensa; se você não se identifica com a ofensa, logo, você não se ofende. "Identificar" vem de "idem", que é "o mesmo"; se você não é o mesmo que aquilo, então aquilo não faz parte de você, e assim você não se reconhece. Vai se ofender por quê? Então, mesmo que o outro a ofenda, sentir-se ofendida apenas parte de você e da sua escolha de permitir que o outro aja dessa forma com você. Além do mais, você é que se permite estar com uma pessoa que ofende os outros. Você consegue se ver agora também como parte ativa? Não como parte culpada, não quero que você tome essa palavra pesada para sua vida, mas quero que você veja que não é tão passiva quanto pensa quando as coisas lhe acontecem.

E por que estou dizendo isso? Porque gostaria que você refletisse sobre o poder de atuação na sua vida, claro, e também sobre o fato de querer estar com alguém que possa traí-la, ofendê-la e baixar a sua autoestima. Amiga linda, não existe nenhuma fórmula capaz de mudar o outro, nem o amor muda o outro, o amor que você sente muda você, muda a sua vida, muda a maneira como você se sente e como vê o mundo. Mas todas as mudanças que possam vir a acontecer nele são decisões dele, da força de vontade dele.

Eu vejo mulheres se esforçando, desperdiçando energia e tentando fazer alguns homens verem quanto eles estão errados ou tentando fazê-los ver quanto elas valem, ou, pior ainda, vejo mulheres tentando mostrar um mundo novo e melhor a determinados homens, achando que podem salvar a vida deles. Tem mulher que está tão anestesiada e que se preocupa muito mais com os problemas da vida do homem do que ele próprio se preocupa. E geralmente essas mulheres são as ex, que estão definhando pelos caminhos pelos quais a vida de seus ex-relacionamentos está indo. Amiga linda, um conselho: não absorva essa emoção, não tome para si um problema que diz respeito a ele, não fique em frangalhos porque ele agora vive na balada, bebe, está saindo com mulheres diversas ou não anda se dedicando ao trabalho como deveria. Se você for uma dessas ex, olhe para sua atitude e pergunte se por acaso você não estaria se colocando no lugar da mãe dele. O cara não era legal e ainda por cima largou você? Se a vida dele está indo para o lodo, essa preocupação não lhe pertence.

Mas digamos que ele é um cara que vale a pena, que tenha sido legal e que você tenha identificado o que houve no relacionamento e que ocasionou a separação. Sabe o que é necessário para que vocês retomem a relação e possam estar juntos?

É necessário que você se afaste, dê um tempo e retorne totalmente diferente naqueles seus aspectos que contribuíram para a separação, ou seja, você precisa retornar com uma nova configuração, para que ele não a identifique como a mesma com quem ele não teve um bom relacionamento. Não adianta você sempre estar na área se está do mesmo jeito, se está igual. Não adianta ficar mandando mensagens, postar comentários no Facebook dele, ficar curtindo as fotos. Não o bloqueie, mas desapareça, amiga linda, não emita sinais de vida, dê aí o período de uns meses, sim, meses, porque ninguém muda da noite para o dia. Este livro é intenso, ele a reestrutura se você o seguir, ele lhe dá estruturas para prosseguir firme, com base sólida, mas as maiores mudanças na sua vida você vai ver logo ali na frente, em alguns meses.

Você precisa se reconfigurar física e emocionalmente, você tem de ter poder novamente perante ele, então vai precisar trabalhar os aspectos problemáticos. Não tem fórmula, não tem frase feita, não tem posição de corpo nem silicone no peito que faça um homem voltar para você se ele ainda a vê como a mesma mulher.

Um ex volta se ele viu que crescemos, que estamos bem, mais felizes, mais bonitas, mais prósperas, de bem com a vida. Só lhe digo que, geralmente, quando isso acontece, somos nós que não mais os queremos. Então, o que você precisa definitivamente evitar é postar frases sobre saudade e sofrimento, você precisa mostrar que está bem, que tem novos interesses e que mudou o cabelo, as roupas, decidiu emagrecer, enfim, tem de mexer no físico também, e por que digo isso? Porque sua mudança física reforça a ideia de que você realmente está passando por transformações.

E isso é garantia de dar certo a reconquista? Não, mas se houver uma chance é por esse caminho mesmo. E, se não der certo, parta para outro. Próximo!

E sabe como você esquece aquele ex que não sai da sua cabeça? Existem duas formas: ou você espera dois anos, pois seu corpo não estará mais produzindo a química que gera emoção em você toda vez que vocês se encontram ou que você sabe de algo sobre ele e, portanto, você fica imune ao sofrimento; ou você sai com outros e tenta fazer a substituição. Quando você sai com outros sua uniquite para de inflamar. Substituição é um método rápido para esquecer o outro, e depende da sua ação, de se permitir, se abrir para novas experiências e flertar com outros homens, na maior boa vontade de se desligar da dor e da saudade.

Quanto mais você fica parada pensando no ex, mais você se apaixona por ele, porque fica retroalimentando o sentimento.

Se você está entretida seduzindo um, seduzindo outro, beijando um e indo jantar no final de semana com aquele gato que você conheceu na academia ou no trânsito, então você vai pensar menos no ex e se desligar. Até que ele perde a importância, por isso que eu disse que você precisa agir na sua vida e abrir a boca e conversar com outros homens, que coisas fantásticas acontecem quando você abre a sua boca. Se você não se mexer, se não falar com outros homens, nada vai acontecer.

O seu lema deve ser "TODO HOMEM NA MINHA VIDA É UM SER SUBSTITUÍVEL. Quantas vezes mesmo você achou que ia morrer de amor, não morreu e encontrou alguém mais interessante, logo em seguida, se dizendo: "Como eu pude chorar tanto por aquele meu ex idiota?".

Mas, como eu lhe disse, caso seu ex valha a pena e você obtenha essa nova configuração física e emocional, o seu próximo passo é se reaproximar dele ou abrir a porteira para que ele possa se aproximar. E o jeito certo de você se aproximar dele nunca é de maneira amorosa, nada disso, você tem de se reaproximar como quem não quer nada, para sentir se há abertura e como ele se comporta.

Evite aquelas cartas lindas, cheias de sentimento, cheias de drama e de entrega emocional, porque não adianta, já sabemos que as cartas românticas não conquistam os homens, raramente isso acontece, e quando acontece é porque o homem na verdade já estava apaixonado. Você vai se aproximar dele de uma forma solta, leve, divertida, como quem já entendeu e está tranquila, você se aproxima como quem não quer nada. Não cobra absolutamente nada dele, não fala sobre vocês e conversa sobre fatos divertidos, tendo bom humor e se mostrando uma mulher que se superou.

No mínimo ele vai ficar curioso com o que possa ter lhe

acontecido, e, é claro, caso você o tenha no seu Facebook, você posta uma foto mais transada que a outra, cheia de amigos, de festas legais, de novidades e com você linda, sorrindo e se divertindo. E sabe por quê?

Porque logo que você fizer a reaproximação com ele, você vai colocar em prática a estratégia da sedução, passo a passo, como falei anteriormente, cumprindo as três etapas da sedução, Atração, Conforto e Ataque, como se fosse a primeira vez de vocês – aliás, é a primeira vez mesmo, afinal, você é uma nova mulher e ele também não é mais o mesmo.

Seu ex está com outra? Bem, vai competir a ele resolver se voltará ou se ficará com a nova namorada. Já você não deve ir atrás dele, não deve se declarar, não ter nenhum tipo de chilique e fingir que ela não existe; não se mostre incomodada. Se você atacar a ela ou aos dois, eles irão se unir mais ainda. Inclusive, há mulher que fica com um cara por causa do ego, porque sabe que a ex é louca para tê-lo de volta, então o que ocorre, na verdade, é uma competição entre duas mulheres, e o homem fica recebendo poder das duas. Amiga, o poder é seu, não dê ao outro o que lhe pertence. E outra, ignorar a nova namorada fere a ela, que não recebeu atenção e parece que você não se importa. Mas saiba que ela adoraria saber que você está querendo o lugar dela e que chora pelos cantos. Você vai dar esse gosto a ela? Então use um salto alto, amiga, tenha classe e não alimente o ego dela, seja mais inteligente. Além disso, você quer que seu ex veja que você cresceu, certo? É sua oportunidade! Se estiverem em um lugar público, seja cordial, cumprimente e depois junte-se a seus amigos, fingindo que está tudo bem. Pense em uma balança: se um lado sobe, o outro desce. Onde você quer ficar, amiga linda? Não faça dela um fantasma na sua vida, muito pelo contrário, seja você o fantasma da vida dela, ou você acha que ela não fica imaginando coisas sobre você? E o que acontece mesmo quando ficamos imaginando coisas sobre os outros?

Nós os enchemos de purpurina e lhes damos poderes mágicos.

E sabe qual é um erro muito comum que as mulheres cometem ao pensar no ex e na nova namorada dele? Fantasiar que os dois estão vivendo o amor dos sonhos e que tudo flui perfeitamente entre eles. Até pode ser, mas na imensa maioria das vezes isso é fruto da imaginação da mulher.

Ah, e não se esqueça, ciúme é afrodisíaco, então, observe seus sentimentos e seu tesão, se por acaso não aumentaram – não por ele, mas pela presença da outra na vida dele. Ter consciência sobre isso pode resolver a história toda e lhe permitir se desligar da situação.

Seduzindo na primeira noite de sexo

Você pode ir para a cama com um homem no primeiro encontro? Claro que pode, se você não quiser nada sério com ele e seu foco for apenas uma noite. Você é livre e tem todo o direito ao prazer e ao sexo.

Se você quer seduzi-lo e deixá-lo louco, então vamos ter de adiar essa noite. Claro que há casais que foram para a cama na primeira noite e hoje estão casados e felizes, mas sabemos que são minoria. E, baseada em alguma experiência que possivelmente você já viveu ao ter passado a noite com um homem e ter se tornado obsoleta para ele, o que sugiro que você faça é jogar, alimentar as fantasias dele, fazê-lo valorizar a oportunidade e só então ir para a cama com ele.

E sabe quando você irá para a cama com ele?

Depois de alguns encontros em que ele tiver feito algo por você e que ele tenha se prontificado a ajudá-la em algo que você precise. Sem um sinal de certo "altruísmo" da parte dele, amiga, não é muito inteligente fazer sexo com ele, porque é preciso antes seduzir a mente dele, como já falamos, e um homem apaixonado se doa, e mais, gosta de fazer isso.

Por exemplo, você ficou doente e precisa que a levem até uma farmácia. Você precisa trocar todos os móveis da sala de lugar.

Você precisa de ajuda no final de semana com um importante trabalho da faculdade. Isso seria uma atitude "altruísta" dele, não o obrigue, não sugira nenhuma troca, apenas observe para ver se ele tem interesse em ajudar você. Se isso ainda não acontece, invista mais na sedução – nesse caso, veja se vale a pena persistir – ou parta para outro..

Ele tem de fazer valer para o relacionamento crescer, você me entende?

Como eu disse, isso não é uma troca, não é uma cobrança, é um prêmio que você dá ao homem que é merecedor. Ok, um prêmio mútuo, porque vai ser muito legal também para você fazer sexo com quem se sente atraída, mas precisa ser assim, não pode ser fácil. O homem tem de sentir que ele conquistou essa possibilidade para que dê valor a esse momento, e para a libido dele isso é muito importante também. Vamos ver mais sobre isso mais adiante, no capítulo Deusa do sexo.

E você quer deixá-lo louco na hora do sexo? Então o que você precisa fazer é gemer, e não ficar muda, de jeito nenhum. E você tem de ter um perfume marcante para a primeira noite de sexo de vocês, porque quando você o encontrar para um simples passeio você vai usar o mesmo perfume, e, enquanto estiverem passeando, o cheiro irá fazer o subconsciente dele se lembrar de que aquele perfume tem a ver com sexo, o que o deixará excitado – e, se a noite de vocês tiver sido incrível, mais excitado ainda ele ficará. Mas você não usa esse perfume antes do sexo, ok? Você vai usá-lo a partir da primeira noite de sexo de vocês, para o cheiro ficar associado a sexo e prazer, e sempre que você tiver a intenção de levá-lo para a cama ou apenas excitá-lo você usará exatamente esse perfume. Você pode escolher um que seja marcante, do seu agrado, e que não seja floral ou doce, estes não são os preferidos da maioria dos homens. Você tem de escolher um perfume que seja erótico e provocante.

Eu indico dois perfumes em especial às alunas do curso Mulher Magnética: 30 dias para transformar sua vida, e o motivo de não torná-los públicos é exatamente para que o perfume não se torne de uso comum para a grande massa de mulheres, pois, quando você sair com um homem, ele não pode se lembrar do cheiro de outra mulher, portanto, quanto mais exclusivo o perfume for, melhor. Prefira odores intensos aos suaves para usar na noite de sexo.

E se você é casada, amiga, e teve sua noite de sexo com ele há muito tempo, mesmo assim faça isso. Na próxima vez que for fazer sexo com ele, use o perfume certo e separe esse perfume para toda vez que quiser atraí-lo.

O sexo acabou e é a primeira noite de vocês? Vou lhe dar uma dica: você é a primeira a levantar da cama, para deixá-lo imaginando por que está fazendo isso, se é porque não quer relacionamento, se é porque ele não agradou, se você está fazendo charme, se é porque você é mais você, enfim, qual é o motivo? Quando você tem essa atitude o homem fica pensando em você, tentando decifrar o mistério do seu comportamento, que foi tão diferente do das outras mulheres, que ficam aflitas querendo aproveitar todos os segundos juntos, até o fim.

E ele vai tentar saber se você gostou do sexo, provavelmente irá dizer algo como "Adorei a noite com você", só para saber se você retribui, e sabe qual é a sua resposta? "Você ainda não viu nada!". Respondendo assim, você já o deixa com expectativas e curioso para saber o que mais você sabe fazer! Durante o sexo você é megacarinhosa, ok? Pode beijar muito, abraçar muito, pode até dizer que ele é gostoso, mas não abra sua boca para dizer a ele que você o adora e o ama, ok? Só se vocês forem adeptos do sexo tântrico ou já estiverem em um relacionamento estável, mas, para quem está começando, deixar incertezas no ar ajuda a seduzir.

Assim que você sair da cama e colocar sua roupa para ir embora, então você muda seu comportamento carinhoso com ele por um comportamento normal. Isso é bom, porque o confunde, ele fica indeciso se você gosta ou não dele. Ele fica instável porque você não está se demonstrando derretida por ele.

E sexo anal na primeira noite, não. Da mesma forma como você levou tempo seduzindo-o e ele teve de se esforçar para ter sua primeira noite de sexo com você, o mesmo acontecerá em relação às práticas sexuais menos tradicionais. Ele se comporta e você o premia. Ele faz por merecer e você o bonifica.

Mas sexo oral na primeira noite pode, sim, amiga, manda ver, isso deixa o cara louco – inclusive, tenho um livro incrível com dicas de sexo que ensina a fazer o melhor sexo oral e sexo anal do mundo, procure pelo livro 100 segredos de uma garota de programa, existe em formato de e-book também.

E sabe como você vai agir no dia seguinte à primeira noite de sexo de vocês? Normal, tranquila, você não vai ligar para ele, não vai mandar mensagens, vai demorar para responder às mensagens dele e não vai ficar pensando que só porque tiveram a primeira noite de sexo já estão namorando. E mesmo que ele se mostre encantado com você pela primeira noite juntos, não crie expectativas de já ter um relacionamento com ele e não dê a conquista por efetivada. Namorar uma mulher não é uma decisão imediata que o homem toma, e nem sempre ele dá continuidade ao sentimento que demonstrou. Muitas pessoas vivem aquele momento, mas logo seu sentimento torna-se volátil. Você ainda não sabe com que tipo de homem está lidando, então vá com cautela.

E sim, é ele que tem de procurar você, é ele que tem de fazer isso, ok? Se não o fizer, ok também! Parta para o próximo. Há quantos homens mesmo sobre a face da Terra?

E sabe como você vence a vontade de correr atrás dele? Enchendo seu dia de muitos afazeres, indo ver uma amiga, indo ao cinema, lendo um livro, indo à academia, saindo, indo para um barzinho e evitando ficar parada alimentando fantasias sobre ele. Mente vazia é oficina de ilusões.

Quer uma sugestão? Não apareça no Facebook no outro

dia, lindona, para deixá-lo curioso sobre como você está, se por acaso estaria estampando um sorriso na cara ou se para você foi tudo normal. Vamos sempre nos lembrar: o mistério é a alma do negócio. E se fizer postagens opine sobre algo que não tem nada a ver com vocês dois, sem expressar muita felicidade ou tristeza, como se o seu dia após a primeira noite de sexo fosse um dia comum. Eu quase posso apostar que ele vai curtir fotos suas só para chamar a sua atenção.

Top Seduction: a sedutora dos sonhos de qualquer homem

Você provavelmente gostaria de saber como é a mulher dos sonhos de um homem, aquela que habita seu imaginário e por quem ele se apaixonaria perdidamente.

Deixe-me falar primeiro como ela não é. Quando você está entre homens, em um grupo, e age de maneira tímida, encabulada ou como uma mulher formal, eles não a veem como uma mulher poderosa nem como a mulher dos sonhos deles.

Quando você fala com eles de igual para igual, então sim eles a veem como uma mulher poderosa. Mulher poderosa e sedutora é aquela que tem liberdade social e liberdade sexual, guarde bem isso: **toda mulher poderosa tem liberdade social**. E se eles falarem as bobagens que costumam falar entre eles na sua presença, como se você fosse uma deles, embarque na onda. Mas não adote a postura da mãe que cobra bons modos dos meninos.

Quando você estiver entre homens, não aja de maneira formal e não faça com que eles se obriguem a agir assim. Seja solta, assim você se torna mais acessível, deixe aberta a porteira para que se aproximem de você. As mulheres têm uma concepção muito errada sobre o que é uma mulher difícil. Ser difícil não significa ser inacessível, significa que mesmo perto de você o homem sabe que precisa se esforçar mais do que os outros para levá-la para jantar. Então, você não precisa parecer uma muralha da China, colocando-se a quilômetros de distância dos homens para que a vejam como uma mulher de valor.

Você tem de entender que precisa deixar os homens à vontade e falar de igual para igual com eles, sem se colocar numa postura rígida, matriarcal e que é fruto da sua castração social, porque isso é o total antitesão para um homem.

Veja bem, a figura da sua mãe é o primeiro modelo de mulher que você teve na vida; na mente da maioria das mulheres essa é a fórmula de ser mulher, aquela figura acolhedora, que afaga a cabeça, que ama independente do que o outro faça e que perdoa. E, mesmo que não tenha tido mãe, você está há anos sendo bombardeada por informações de como as mães são, e pior, ouviu inúmeras vezes a mensagem de que no fundo os homens procuram a mãe deles.

Eu particularmente discordo disso, pois não vejo homens buscando mulheres que sejam parecidas fisicamente com a mãe deles, nem vejo homens adorando ter uma mulher que os trata como meninos, que impõe limites, cuida das roupas e pede que se comportem bem. Aliás, isso é brochante em uma relação.

É por isso que lhe digo, abandone a fórmula de ser aquela que assegura a casa limpa, as roupas passadas e a comida pronta na mesa, achando que seu marido irá valorizá-la por isso, porque, cá entre nós, nem você mesma valorizou os anos em que sua mãe passou suas roupas, fez o almoço e esperou você chegar em casa.

Portanto, não tente ser a mãe dele e não tente ser a mulher que quer tudo certinho na vida e que se assegura de que nada saia do script. Uma mulher assim não encanta!

Vou lhe falar sobre como é a mulher que mais encanta, mesmo havendo vários tipos de mulheres que encantam e cada tipo de mulher sedutora seduz determinado tipo de homem.

Há homens que ficam fascinados por mulheres com um

estilo libertino, outros gostam mais das mulheres carismáticas, há aqueles que adoram uma mulher com certa ingenuidade em um corpo voluptuoso. E não tenho dúvidas de que todas as mulheres têm nelas, mesmo adormecida, alguma característica capaz de atrair os homens.

No entanto, há um tipo de mulher sedutora que é capaz de seduzir quase todo tipo de homem, que os deixa bobos e hipnotizados por ela. É a mulher que povoa o mundo das fantasias masculinas, aquela que qualquer um deles deseja possuir: a Top Seduction.

Se você quiser ser essa mulher, basta que exale feminilidade, através de suas roupas, perfume e maquiagem, e que combine tudo isso com sensualidade. Esse ar sensual deve ter uma pitada de ingenuidade, não porque você é boba ou boazinha, mas porque parece não ver maldade no mundo, portanto, sua voz é doce, suave e lenta. Seus movimentos também devem ser lentos; quando você for pegar algo, pegue com suavidade, entregue ao homem com calma, de maneira lenta, olhe nos olhos dele enquanto entrega, enquanto fala. Deixe sua mão o mais delicada possível, com unhas femininas, pintadas de vermelho. Um homem que diz que unhas pintadas de vermelho não são bonitas provavelmente é um homem mal resolvido com as mulheres, que tem medo delas e que sabe que pode sucumbir ao poder sexual dela. Pareça lânguida, caminhe lentamente, com o quadril solto, não tenha pressa na vida. Ela é considerada o tipo que mais causa fascínio nos homens porque parece ter todo o tempo do mundo ao seu dispor, ela parece não se preocupar com as coisas do mundo e viver para os prazeres da vida. Essa mulher representa para os homens a fuga da realidade, em que a pressão do dia a dia o deixa oprimido.

Existe uma certa confusão na imagem dessa mulher, porque sua roupa é sensual, feminina, mas sua coragem é a de um homem; ela é capaz de fazer as coisas que um homem faz, embora sua voz seja doce e ingênua como a de uma adolescente meiga, e no que ela fala não há nenhuma maldade, há diversão e agradabilidade, parece que tudo o que ela deseja é ser feliz e livre. Não existe o convite explícito ao sexo, o que a difere da figura da prostituta; não há vulgaridade nas suas palavras. Então, o que de fato ela quer acaba sendo um mistério, e o mistério excita os homens.

Quando o homem cai na sua rede, derretido, e ela se mostra fria, distante, coquete, ele irá ficar desesperado. Ao adotar o formato Top Seduction, você nunca vai deixar um homem ver quem de fato você é, porque ele não pode descobrir seu lado mulher comum a todas as mulheres.

A figura dessa mulher sedutora é feita para ser contemplada, ela é uma mulher enfeitada. Veja Marilyn Monroe, por exemplo; ela passava horas diante do espelho e as pessoas acreditavam que ela estava obcecada por sua imagem, quando na verdade ela sabia quanto precisava montar o seu personagem e passava horas se maquiando. Os diretores muitas vezes diziam que seu rosto não era tão bonito para uma diva de Hollywood, então ela o aperfeiçoava com maquiagem. Procure, na internet, fotos dela ao natural e verá que era uma mulher bonita tanto quanto qualquer uma de nós, mas a produção a tornava quase uma mulher irreal, a tornava deslumbrante – e, para ajudar, em cena ela funcionava, não pela sua interpretação, mas porque era fotogênica, caminhava lentamente e, como uma Top Seduction, tinha uma voz ingênua e infantil. Quando ela entrava em cena nos cinemas os homens sentiam sua vibração sexual e deliravam, gritavam seu nome, mesmo que a cena não tivesse foco sexual, e isso acontecia porque toda a produção feminina, somada ao andar e à voz, se encarregava de produzir nos homens esse efeito.

Você deve parecer única, rara, e praticamente será, uma vez que a maioria das mulheres não se sente segura para projetar uma imagem como essa. Você apenas teria de conviver com o fato de que as outras mulheres muitas vezes vão falar de você, mas a mulher sedutora, a Top Seduction, não se importa, ela vê mais benefícios em seduzir os homens do que em agradar aos indivíduos da mesma espécie.

Para amenizar a inveja e a ira de algumas mulheres que não suportam seu sucesso com os homens, o que ela faz é ser simpática e agradável com as outras mulheres, sem adotar uma postura prepotente e sem tentar provocar intrigas; ela as trata de igual para igual. Uma mulher sedutora deve aprender a aceitar ou ignorar a inveja das outras mulheres, aprendendo a conviver com isso para sempre.

E não se preocupe com a opinião masculina, ela será totalmente diferente da feminina. E se você ficou aborrecida porque não há uma maneira de agradar a gregos e troianos, então você ainda precisa se livrar da sua parte boazinha, carente e que quer ser aceita. Para se tornar uma Top Seduction há um preço a pagar.

Caso esteja casada há anos, você pode começar a adotar essa postura da Top Seduction e fazer seu marido ver que existe em você essa versão da mulher que povoa as fantasias dele.

Se o seu objetivo é de fato seduzir os homens, já lhe digo que a imagem da santa é um desestimulante total para eles. Sensualize seus modos, sensualize suas roupas, sensualize suas palavras na vida privada e, quando estiver na cama com um homem, encarne a prostituta, a mulher mais livre sexualmente que existe, e mostre ao homem aquele novo mundo de que tanto falo que eles sonham, onde há emoção e libertação. A prostituta parece livre e parece viver só para os prazeres do mundo; seja essa mulher para ele.

Uma característica emocional bastante forte e que você precisa adotar para ser uma Top Seduction é que você não deve se sentir ofendida nem magoada por pouco. Uma mulher que os homens consideram boba está sempre se ofendendo, e isso demonstra fraqueza, pois qualquer coisa a abala. Não seja essa mulher boba, por você mesma e por eles também. Estar casado com uma mulher que fica chateadinha por pouca coisa e que fica emburrada, quieta e magoada porque o outro não teve sensibilidade o suficiente para entender a profundidade do aborrecimento dela é uma mulher que estressa qualquer relação e que com o passar do tempo é ignorada. O mundo está cheio de mulheres assim, fazendo drama por bobagem e sendo colocadas para escanteio. Você tem direito de estar chateada, mas meça a importância dos seus motivos e como você os expressa.

O que seria bom, minha amiga, é você se perguntar quanto realmente as coisas a afetam e quanto de fato você estaria representando o papel de afetada, porque muitas mulheres representam um papel do que elas acreditam que a sociedade espera delas. Bem, as mulheres cresceram com a informação de que mulher é mais sensível, chora fácil, se magoa por pouco, então ela passa a se apresentar dessa maneira.

A Top Seduction e a prostituta estão à parte da sociedade e fogem ao senso comum justamente porque parecem não ser atingidas pelo que pensam delas ou pelas ofensas, elas parecem estar centradas na felicidade. As duas são na verdade a mesma mulher, há apenas um detalhe que faz com que sejam vistas de maneira diferente: o fato de a Top Seduction não deixar o convite ao sexo de forma explícita, só isso, mas na cama as duas agem da mesma forma, bastante livres.

É muito importante que uma mulher que aparenta ser uma Top Seduction, tanto quanto as outras mulheres sedutoras, seja a representação da mulher sexualmente ativa, até mesmo porque a embalagem não pode prometer algo que não vá ser entregue. A sedução é muito importante e leva um homem à loucura, mas o sexo fecha com chave de ouro qualquer sedução.

O grau de intimidade de um casal aumenta quando há essa entrega do produto sexual – o homem não se sente enganado, ele se sente mais atraído, porque se o início foi maravilhoso, imagine o que mais estará por vir. Algumas mulheres têm dúvidas quanto a impedir que um homem que sempre as viu como amantes – com o passar do tempo e pelo grau de intimidade – comece a vê-las como amigas íntimas.

A resposta está no fato de que a figura da amante ainda tem seu toque de mistério e ela continua o jogo da sedução mesmo após a conquista, enquanto na figura da amiga tudo o que há nela já foi revelado e o homem conhece bem suas reações, ela passa a agir de forma natural e extremamente sincera, ela se preocupa em dar conselhos e quer ser prestativa a qualquer custo. A amante dá conselhos quando lhe são pedidos e pode até ajudar com algo, mas o maior presente que ela oferece ainda é a cama.

Se você perceber que oferece muito mais no dia a dia do que na cama, você está caminhando aos poucos para um formato de amizade. Sim, isso funciona também se você não deixar o sexo morrer entre os dois. Mas se você quer incendiar e deixar um homem louco e ser uma Top Seduction, ofereça muito mais na cama do que no dia a dia. Até porque, em relacionamentos de longa data, a salvação para a paixão está diretamente relacionada ao sexo que vocês têm juntos. Não estou falando aqui de um bom casamento, estou falando de um casamento incrível!

Sim, você pode ser íntima de um homem e mesmo assim continuar sendo um mistério para ele.

Muitas vezes as mulheres, de forma errônea, fazem da sua relação um divã e expurgam tudo o que sentem, o que pensam e seus dissabores e sorrisos na vida. Não deixe que um homem conheça todas as partes que há em você. Se você sente necessidade de desabafar, de expurgar tudo o que há em seu interior e expressar todo o amago do seu ser, procure um terapeuta, é o mais indicado. Não tire o total encanto do outro sobre você.

Se você já é casada e não existe mais mistério entre vocês, comece a criar novamente esses mistérios, comece a pôr antigos projetos em ação, aqueles que você deixou para trás. Ele se perguntará o porquê, não explique tanto, resuma sua resposta a "porque quero". Se você nunca teve o estereótipo da Top Seduction, isso não significa que não possa começar a tê-lo.

Comece a se produzir, suavize sua voz e torne seus movimentos mais lentos, qual seria a dificuldade?

Se você agir conforme uma mulher Top Seduction, você inverterá qualquer jogo e facilmente manipulará um homem. Se ele costuma ter o poder, sendo uma Top Seduction quem terá mais poder na relação será você.

Seduzindo com ética

Você precisa ter estrutura mental para administrar a sedução e deve ter discernimento quanto às responsabilidades desse poder. Sedução é poder; se você seduz uma pessoa, você faz o que quer com ela. Se você seduz uma multidão, você é capaz de construir uma nação. Mandela e Hitler seduziram multidões e construíram uma nação. O que cada um fez a partir daí é outra história. Então eu lhe pergunto: quando você tiver o outro em suas mãos, o que vai fazer dele?

Seduza um homem se a sua intenção é a de que ele reconheça o seu valor no relacionamento, mas não faça isso com base apenas no seu ego, por querer vê-lo rastejando feito um cachorro, sem vida própria, de cabeça baixa e aos seus pés. Faça-o valorizar você por meio de uma mentalidade adulta. Amiga, eu percebo muitas mulheres tendo vidas conturbadas e relacionamentos fracassados e doentes, que acontecem primeiro porque elas têm o comportamento doentio e estão fracassando antes mesmo deles. Então, plante no dia a dia essa filosofia, de manipular saudavelmente a relação; isso significa dar a direção sem deixar o outro infeliz. Seu objetivo é ser feliz e ver seu parceiro feliz. Não porque o quer submisso a você, pois nenhum ser submisso é feliz e ninguém consegue fazer outra pessoa feliz se não tiver felicidade em sua vida.

Se você o fizer infeliz e insistir em estar ao lado dele, de igual forma ele a fará infeliz.

Se os motivos pelos quais você deseja seduzir o outro e tê-lo são dúbios, não são genuínos e você busca vingança ou aumentar sua autoestima rebaixando o outro, então liberte-o, parta ou deixe-o partir. Trabalhe-se, cure sua vida, cure sua mente e então encontre alguém. Você vai atrair pessoas compatíveis com uma forma saudável de ser, será feliz a dois se seu ego estiver domado e você souber o real motivo de querer seduzir um homem. Sendo assim, seu próximo passo é se tornar uma Deusa do Sexo.

Capítulo 3

Você é uma deusa do sexo

Você está preparada para se transformar em uma Deusa do Sexo, de maneira a aprender a desenvolver sua sexualidade, a gostar mais de você e se realizar como mulher? É o que está prestes a acontecer, amiga linda. Neste capítulo vou lhe apresentar o sexo de uma forma muito linda e natural, com nuances coloridas, e explicando de que forma você pode usá-lo para transformar sua vida, seu amor-próprio e seu relacionamento em algo muito melhor.

Talvez você já tenha se perguntado por que o sexo é importante para sua vida. Bem, eu poderia lhe dar uma lista imensa de benefícios para ajudar a esclarecer a importância dele, do ponto de vista físico, espiritual e emocional, mas não vou começar dessa maneira, vou começar falando que o que mais importa, de fato, é a energia do sexo se manifestando na sua vida e não exatamente o ato sexual. Entre outras palavras, a manifestação sexual é o que importa, o ato é apenas uma dessas formas.

O que vamos fazer neste capítulo, principalmente, é rever seus conceitos, quebrar tabus, ampliar sua visão e seu conhecimento e tirar o véu que cobre esse assunto, porque quanto mais você souber sobre ele, menos mistério ele terá e, portanto, você saberá aproveitar todo o potencial criativo dele e os benefícios que traz para sua vida, sem encher mais sua cabeça com monstros imaginários.

Meu maior desejo para você, e sei que existe toda a possibilidade de que isso aconteça, é que você sinta e viva o sexo de uma forma tão fluida e natural que ele se torne algo muito saudável na sua vida, fazendo de você um ser humano melhor. Sim, se você se resolver sexualmente, vai se sentir muito bem consigo mesma. Saiba que a maior parte da neurose da humanidade tem raiz na não resolução sexual e orgástica.

Você já traz um conhecimento sobre sexo construído ao longo da sua vida, você já o vivenciou sob algum aspecto, acredito que já teve experiências e, se ainda não teve experiências com algum homem, provavelmente já teve consigo mesma por meio da masturbação, com ou sem orgasmo, e, se não praticou ainda, pelo menos já ouviu falar sobre sexo, já pensou sobre ele e, portanto, você traz uma bagagem consigo. Acredite, amiga, você é menos ignorante em se tratando de sexo do que pensa, porque até seus erros a levaram a alguma forma de conhecimento, e existe todo um potencial empírico em você para descobrir o sexo, mesmo que ninguém a ensine.

Amiga linda, nem todo mundo para e se autoanalisa, e nem todo mundo tem real consciência sobre o desenvolvimento da sua sexualidade, e muita gente é tão perdida nesse assunto que nem sabe dizer se é bem resolvida ou mal resolvida. Existe muita confusão sobre o assunto, as pessoas não sabem o que fazer e pensam em um cronograma ou em rotinas sexuais preestabelecidas para tentar de alguma forma criar uma base. Lógico que para quem está começando isso é válido, no entanto, o mesmo script não pode ser usado para sempre.

E nós vamos fazer isso neste capítulo: com o conhecimento que vou lhe passar você terá segurança para desenvolver suas habilidades no sexo e desprender-se do roteiro pronto. Para começarmos nosso trabalho juntas no desenvolvimento da sua sexualidade, vamos definir também o que é ser bem resolvida e mal resolvida. Porque, afinal de contas, você deve imaginar que bem resolvida é quem faz sexo e mal resolvida é quem não faz sexo, certo? Então vamos conversar sobre isso.

Amiga linda, me diga: você acha que uma mulher bem resolvida é alguém que sabe tudo sobre sexo? Ou que necessariamente uma mulher só será bem resolvida se souber muito sobre sexo? Você acha que uma mulher virgem é uma mulher mal resolvida no sexo? E você pensa que bem resolvida é quem realizou um número infinito de modalidades na prática de sexo? Indo mais a fundo, você acha que um casal que é bem resolvido sexualmente e que se dá bem é um casal que experimenta tudo o que existe em relação ao sexo? E você pensa que uma mulher que parou de fazer sexo ficou mal resolvida? E mais ainda, você acha que só é bem resolvida quem foi para a cama com centenas de homens?

A resposta é que ser bem ou mal resolvida não se determina pelo fato de a mulher acumular conhecimento teórico sobre sexo ou porque já teve muitos parceiros e praticou várias modalidades sexuais. Existe algo mais profundo que faz com que ela se torne uma mulher bem resolvida sexualmente.

Vou explicar. Uma índia, por exemplo, pode ser bem resolvida no sexo mesmo sem jamais ter ido a uma casa de swing, sem nunca ter feito sexo anal ou ter tido vários parceiros.

O filme Ninfomaníaca retrata a história de uma mulher que teve milhares de relações sexuais, de todas as formas, com diversas pessoas e em lugares diferentes, e percebe-se nitidamente que ela não é nada resolvida em relação ao sexo, apesar de toda a experiência.

Então você me pergunta: "Vanessa, o que é preciso para ser bem resolvida no sexo?".

É necessário apenas que você não o veja como algo negativo,

pecaminoso ou ruim na sua vida, ponto. Simples assim. Porque, se você acreditar no sexo como algo prejudicial, irá frear o processo de desenvolvimento natural da sexualidade na sua vida. E então você estará presa a uma ideia negativa, o que a impedirá de se desenvolver.

Acredite, se você não encarar o sexo como algo ruim, isso por si só já é fantástico e você vai acabar desenvolvendo sua sexualidade, mesmo que de forma lenta. Sabe por quê? Porque o ser humano é curioso por natureza e todos nós buscamos fontes de prazer. Nós somos geneticamente destinados para a vida, para o prazer e a felicidade. Portanto, vamos ampliando naturalmente, aos poucos, a forma de sentir prazer.

Ser bem resolvida sexualmente é menos complexo do que você imagina. Ser bem resolvida sexualmente parte do princípio de que você precisa ter uma mente boa, uma mente saudável, sem construções negativas e sem processos de culpa.

Por isso trabalhamos no primeiro capítulo no sentido de você reformular as informações distorcidas que absorveu durante toda a vida e que fizeram mal a sua autoestima; procurei lhe mostrar que não há motivos para a culpa e que você pode reconstruir sua autoimagem perante você mesma e o mundo.

Por isso frisei tanto o fato de que a qualquer momento na sua vida você pode dar a grande virada, se curar e se transformar na pessoa que deseja ser.

Um importante psicanalista, de nome Donald Winnicott, que ampliou os conhecimentos de Freud, disse: "Qualquer ser humano tem condições de estabelecer sua cura emocional, desde que esteja em um ambiente que propicie isso".

Ou seja, amiga, nossos traumas, nossos condicionamentos e ideias distorcidas que adoecem nossa vida podem ser reconfiguradas a partir do momento em que você se dispuser a isso e se estiver em um ambiente que propicie isso.

Este livro é um ambiente. Você quer? Então vamos lá!

A energia sexual

Muito do que você sabe até hoje sobre sexo é bem provável que venha muito mais de informações exteriores do que de conhecimento autoadquirido. Poucas pessoas constroem um conhecimento sexual totalmente autoditado hoje em dia, ainda mais em um mundo como o nosso, onde somos bombardeados com informação sobre sexo o tempo todo.

A verdade é que todos nós aprendemos a fazer, mesmo que ninguém nos ensine. Mesmo quando aprendemos a caminhar, nossos pais não nos incentivam inicialmente, nós é que sozinhos buscamos fazer isso; algumas coisas são latentes em nós e digo isso para você ver quanto o sexo faz parte da natureza humana, faz parte do desenvolvimento do ser humano e de nenhuma forma ele é um erro.

Portanto, amiga linda, o impulso sexual está em todos nós, desde que você nasceu ele a acompanha e está pulsando aí dentro de você neste momento, e, como já falei, ele faz parte do processo do seu desenvolvimento para todas as áreas da vida, não só a reprodutiva.

Aliás, preciso urgentemente que você desassocie a palavra sexo do conceito de método reprodutivo. Se você acha que seu maior significado é esse e que o objetivo do sexo está centrado nisso, o que tenho a lhe dizer é que infelizmente você está tendo uma visão limitada sobre o assunto e não conseguirá evoluir. E se você acha que sexo só serve para o prazer, então vou lhe mostrar que ele é muito mais do que você pensa.

Tudo na vida começa com o impulso sexual.

O bebê que você era tinha impulso sexual, a mulher que você é também tem impulso sexual. Quando era criança, você tinha impulso sexual e terá impulso sexual para o resto da sua vida.

O impulso sexual está para a vida como o ar está para os pulmões. Você respira todos os dias, o movimento dos pulmões está aí, acompanhando-a sempre, às vezes você observa sua respiração e percebe que ela existe, às vezes você toca a vida sem se lembrar de que respira, vai simplesmente respirando; bem, você pode viver sem prestar atenção no movimento de ir e vir dos seus pulmões ou na fabulosa função dos seus alvéolos e nada disso a impede de viver e ser feliz.

No entanto,, se você tiver consciência sobre a sua respiração, achar esse movimento fascinante, se você curtir o ar puro, se procurar por ele e se desenvolver técnicas de respiração, bem, você será muito mais feliz.

O que estou querendo dizer é: amiga, você será feliz com ou sem sexo, você viverá com ou sem sexo, ninguém morre por falta de sexo, mas você pode ser mais feliz ainda tendo consciência do que é sexo e de como você pode se realizar mais ainda na vida por meio dele, aproveitando essa energia maravilhosa.

Eu jamais iria te impor qualquer ideia, dizendo que sexo é a coisa mais importante do mundo, que todo mundo tem que fazer e que só quem faz é feliz. Eu estaria tendo uma visão muito limitada se dissesse isso e não estaria respeitando a individualidade de cada mulher.

Acontece que sexo é como voar, mostra a você uma forma de se sentir livre, e sim, existem outras formas de liberdade além dessa, e sexo também é uma forma criativa e natural de se expressar.

"Vanessa! Nem todo mundo gosta de sexo, eu ouvi dizer." Sim, é verdade, tem gente que não gosta, não quer gostar, não sente falta e não tem nem que ser incomodada por isso. Não fique chocada, amiga, não é porque sou sexóloga que acho que o certo é fazer sexo. O certo é você fazer o que você gosta, conforme o que sente que lhe faz bem.

Há um grupo de indivíduos que tem crescido no mundo e eles se dizem assexuados, ou seja, não sentem vontade de fazer sexo e não fazem, aliás, o símbolo deles é uma fatia de bolo, eles estão dizendo com isso que se interessam mais por outras coisas, como comer, por exemplo, do que transar.

"E essas pessoas namoram, Vanessa?" Namoram, sim, mas preferem não fazer sexo, e se os dois não querem fazer, ok, está tudo bem.

Há uma jovem britânica que se diz assexuada, ou seja, que não tem interesse nenhum em manter relações sexuais nem sequer quer namorar meninos, porque na verdade ela gosta de meninas. O que ela quer é namorar meninas, demonstrar e receber afetividade sem que esse sentimento esteja vinculado a sexo.

Então, Vanessa, por favor, me esclareça: como assim, essa gente é assexuada? Você simplesmente comparou o sexo ao ar que entra pelos pulmões e disse que sexo é uma livre expressão da vida, e mais, você disse que até os bebezinhos têm impulso sexual e daí você me vem com essa de que existem pessoas que não têm desejo sexual, que não querem e que não sentem vontade e mesmo assim elas são consideradas normais?

Eu disse isso, sim, e tudo faz sentido, vou lhe explicar como, ok?

Desde que nascemos há uma energia vital em nós e essa energia é sexual. Às vezes a pessoa não manifesta energia vital, e é bem isso mesmo. Há pessoas que estão vivas, mas é como se estivessem mortas, elas se mexem, elas falam, elas fazem compras, dirigem empresas mas não expressam nada, não possuem ânimo na vida. Parecem apáticas. A energia vital parece estar dormindo ou bem escondidinha.

Sabe o bebê que você era? Sempre teve sexualidade, aliás, vou ser mais direta, sempre teve necessidade sexual, sim, desde que era uma criancinha, e não fique chocada; um pouco mais adiante você vai entender o que estou falando. Sabe o que esse bebê que você era fazia? Mamava, sacudia os bracinhos, botava tudo na boca. Botar as coisas na boca era gostoso para esse bebê. Ele não tinha pensamentos eróticos, mas botar o chocalho na boca dava prazer e deixava seus sentidos mais alertas, assim como o barulho, o gosto, o cheiro, o colorido do chocalho, o toque da sua mãozinha no chocalho.

Aos 9 anos você também tinha impulso e necessidade sexual e sentia vontade de expressar essa energia vital através da sua sexualidade. Sabe o que as crianças fazem para expressar sua sexualidade de forma direta e indireta? Desenham, brincam e se masturbam; essas coisas deixam seus sentidos mais alertas. Apele para a sua memória, regresse, vamos, volte aos seus 8, 9 anos, 10, 12 anos de idade, o que você fazia? Você consegue se lembrar se você se tocava? Isso está apagado da sua memória ou você se recorda?

As crianças e os pré-adolescentes se masturbam nessa idade, por quê? Porque faz parte da nossa natureza passar por essa fase, o impulso natural nos leva a isso e não deve ser podado, nós estamos nos desenvolvendo, as possibilidades vão se ampliando e buscar pela ampliação dos nossos sentidos torna-se uma necessidade para o nosso desenvolvimento. O chocalho é muito pouco para nós, queremos novas formas de sentir prazer, de descobrir e ampliar os cinco sentidos.

Se não for dito para a criança que sexo e masturbação é feio, que é pecado e que existe um castigo, todas as crianças do mundo vão em algum momento experimentar a masturbação. Com orgasmo ou sem orgasmo. Elas vão naturalmente buscar por essa forma ampliada de explorar mais e mais os seus sentidos e o seu corpo. Primeiro a gente olha para o umbigo e se impressiona com ele, depois é com o clitóris.

Você pode estar no Irã, pode estar na floresta, pode estar no Brasil ou na Antártica, qualquer bebezinho em qualquer um desses lugares vai pôr na boca o que estiver ao alcance das mãozinhas. A criança só não põe nada na boca quando os pais, desavisados de que isso é natural, impedem a criança de fazê-lo.

Amiga, quando você começou a crescer e a desenvolver sua sexualidade seu mundo também se expandiu, você não só desenhava, brincava, se masturbava, você começou a fazer outras coisas, a experimentar tudo aquilo que mexesse com os seus sentidos. Passou a ouvir música e prestar atenção nas bandas, pode ser que tenha ido aprender música, que tenha tido aula de canto, pode ser que tenha aprendido a pintar, pode ser que tenha se encantado pela culinária, que tenha começado a gostar de trabalhar com as mãos, a querer produzir coisas. Você começou a observar mais o horizonte, passou a ver que o mundo era maior, ganhou mais interesses, seus cinco sentidos precisavam ser despertos de uma forma mais ampla, mais intensa, e você passou a buscar por isso, você passou não só a se tocar, mas a ver que também era bom quando o outro a tocava, e seu impulso sexual foi direcionando você ao sexo. Antes seus impulsos sexuais não eram erotizados, mas depois dos seus 8 anos de idade, seus pensamentos passaram a ser acompanhados de erotismo. Erotismo é criatividade sexual com os cinco sentidos intensificados.

E, como eu falei, a menos que alguém freie seu desenvolvimento, a sua tendência é a de evoluir, expandir e intensificar qualquer coisa na vida, o que inclui o sexo.

A sua energia vital e que é energia sexual (é por isso que dizemos que sexo é vida) precisa ser canalizada, precisa ser expressa, seus sentidos precisam ser estimulados na vida, e você pode expressar essa energia de diversas formas, na dança, na música, na poesia, nas artes, no seu trabalho, em qualquer hobby ou qualquer coisa que você faça e que lhe dê prazer.

O que estou querendo dizer? Que sexualmente você é capaz de se expressar de diversas formas, e não somente pela prática sexual.

É por isso que existem pessoas que dizem que são felizes mesmo sem sexo – sim, isso é possível.

Estou querendo convencer você de que não precisa fazer?

Não, estou apenas dizendo que você não é obrigada a fazer. Estou deixando você o mais livre possível quanto a suas decisões, estou sendo democrática e tentando parar na sua mente aquela cobrança implacável de que você tem porque tem de fazer sexo!

E sabe por que também estou fazendo isso? Porque muitas vezes a pessoa só não quer porque se sente cobrada, sente uma pressão para isso. Amiga, ignore essa pressão social, você faz se você quiser.

Bem, acabamos de ver que o problema não é não querer fazer sexo, então, onde pode haver problema em relação a isso?

O problema é não canalizar para nada sua energia vital sexual. Por isso eu digo que há pessoas que não sentem vontade de fazer sexo e para elas está tudo bem assim. Há pessoas que dizem: "Eu não faço sexo e sou feliz". Ótimo! Elas podem estar falando a verdade, sim, e sabe por que estão felizes? Porque estão canalizando essa energia vital que também é sexual para alguma atividade com que se sintam felizes e que tenham prazer em realizar. Você não acha que todo mundo no planeta tem de gostar de chocolate, né?

Há pessoas que canalizam essa energia para focá-la e transformá-la em talento. Gente que se dedica a cantar bem, gente que pinta maravilhosamente bem, gente que destina essa energia a cuidar de outras pessoas, através de ONGs, por exemplo. O mais importante é que essa energia precisa circular de alguma forma na sua vida. Sim, você pode destinar sua energia para a prática sexual, junto com outras áreas da sua vida que também lhe deem prazer. Se você conseguir dissipar essa energia e distribuí-la, melhor ainda, mas não se atenha apenas a uma única fórmula, porque são várias as possibilidades de você expressar sua energia sexual.

O que não pode ocorrer é essa energia ficar estagnada, porque aí você não se expressa, aí você parece um morto-vivo. Se não se expressar e não ampliar seus sentidos e não canalizá-los, nem que seja para outra área da vida, então você entrará em depressão. Depressão é toda energia sexual bloqueada, ponto.

Uma pessoa que está ativando seus cinco sentidos não está

em depressão. Uma pessoa em depressão é alguém que não explora seus cinco sentidos sob nenhuma forma.

Então, não querer fazer não representa um problema, querer fazer e não conseguir se realizar é que representa o grande problema.

O motivo que a impede ou pelo qual se sente bloqueada, caso seja seu caso, é que deve vir à tona. Foi algum trauma no passado? Bem, vamos procurar nos desprender dele. Comece a pensar diversas vezes que você se realiza em sua vida sob todos os aspectos, pense, repita e repita novamente, reforce a ideia mental, através da repetição, de que você se realiza em todos os sentidos e que sexo não é um problema. Quando você repete um pensamento diversas vezes ele adentra o subconsciente e começa a mudar a configuração. A partir deste momento, mesmo que você não veja motivos racionais para pensar assim, passe a repetir: SOU UMA DEUSA DO SEXO, SOU UMA DEUSA DO SEXO, SOU UMA DEUSA DO SEXO, SOU UMA DEUSA DO SEXO, SOU UMA DEUSA DO SEXO.

Não dê bola para nenhum pensamento que venha tentar tirá-la desse foco e que tente lembrá-la das vezes em que você não obteve o resultado desejado.

Caso você queria se resolver sexualmente, tome agora essa decisão junto comigo, de agir na sua vida, repetindo para você, se dizendo isso todos os dias e acreditando que você é assim, porque você é aquilo que pensa de você.

Todos nós nascemos para sermos deuses no sexo, para nos desenvolvermos ao máximo conforme os anos passam. Imagine quanto uma pessoa não pode progredir se ela quiser e se impedir de permanecer bloqueada. E sabe de onde partem os maiores bloqueios? Infelizmente, da religião, que determina o que é pecado ou não.

Nao vejo nenhum motivo sensato para que o sexo seja classificado como pecado;, uma vez que nossa sexualidade faz parte do nosso desenvolvimento como seres humanos e que está presente em todos nós, isso significa que é algo divino.

Amiga, se você não tem uma boa impressão sobre sexo, foi porque em algum momento você recebeu uma informação negativa e absorveu essa informação. A vontade de aceitar o sexo veio antes de não aceitá-lo, o nosso estado natural é de gostarmos das nossas expressões sexuais.

Nenhum ser sobre a face da Terra repudia o sexo sem que tenha ocorrido algo. Seja a voz de uma pessoa importante que recriminou o sexo quando você ainda era pequena, seja porque alguém abusou de você e isso a fez associar sexo a falta de respeito. Seja porque alguma situação em relação a sexo a assustou, como por exemplo, ver a cena de sexo entre os pais quando ainda é criança demais e não consegue entender o que está acontecendo.

Você se lembra do filme A lagoa azul? Ele retrata dois adolescentes que cresceram sem os condicionamentos sociais e descobriram o sexo na juventude sem jamais terem ouvido falar dele. Esse filme mostra muito bem como isso flui de forma espontânea em todos nós, e que mesmo que ninguém venha nos dizer como temos que fazer, naturalmente acabamos fazendo.

Aí você me diz: "Vanessa, recebi informações negativas sobre o sexo na minha vida inteira, minha mãe falava que era ruim e meu pai não deixava nenhum menino se aproximar de mim, eu cresci só ouvindo coisas negativas sobre ele. E agora?".

Bem, agora você é adulta, está lendo este livro, já entendeu que seus pais não são Deus e nem sempre falaram a verdade para você, e que muitas vezes eles lhe disseram coisas não por serem maus, mas porque queriam proteger você e fizeram isso por amor, que tem, sim, seu lado reverso também. Às vezes amamos tanto que protegemos em excesso, o que muitas vezes impede a pessoa protegida de se desenvolver.

O que você precisa fazer? Mudar sua mentalidade, refletir sobre isso que eu falei e evitar fazer algo crucial: não entre no sexo enchendo-se de cobranças, de que você tem de dar prazer, de que você tem de ter orgasmo, que o homem tem de aprovar você, que seu desempenho tem de ser nota 10 e que você tem de ser a mulher mais inesquecível sexualmente da vida dele e que a química tem de bater e...

Esqueça, amiga, você não é obrigada a nada disso. Primeiro, você não é nenhuma escrava sexual, você não está competindo na cama com ninguém, você não precisa apresentar uma nota e não é obrigada a absolutamente nada.

A maior parte das mulheres acaba não tendo uma vida sexual feliz porque seu foco está no prazer do outro, ela tem o vírus da "agradabilite" e, portanto, fica racionalizando o tempo todo durante o sexo sobre como agradar o homem, não para de pensar sobre o homem que está com ela, se ele está gostando, se está se cansando, se está aprovando ela, se de outro jeito não seria melhor etc.

Fazer sexo com a cabeça cheia de cobranças é o primeiro grande passo para o momento ser um fracasso. E, amiga linda, você não é obrigada nem a ter orgasmos. Orgasmo não é um presente da natureza em que algumas mulheres ganham o direito de sentir e outras não, orgasmo é uma conquista. O tempo passa e você vai encontrando meios que facilitem a vinda dele – um pouco mais adiante vou ajudá-la a entender o que leva uma mulher a ter orgasmos e como você faz para tê-los ou melhorá-los. Enfim, o que quero dizer é: desassocie sexo de qualquer coisa que signifique ou lembre obrigação ou compromisso, peso e dever de casa.

Você já deve ter ouvido falar que mulheres com mais de 40 anos geralmente são melhores de cama. Aliás, você entende por que há muitos homens que gostam de sair com mulheres casadas e que têm mais de 40 anos? Porque elas são mais soltinhas e mais treinadas. Sim, treinar melhora a performance, claro, mas não se esqueça, sexo também é uma questão de cabeça e de mente sã. Aliás, o maior órgão sexual que temos é o cérebro, lá está toda a nossa imaginação sexual. Se você usar sua criatividade sexual, você se desenvolve de forma mais rápida no campo sexual.

Desenvolver sua criatividade sexual é simplesmente imaginar todas as formas com que você pode dar e receber prazer, desapegando-se do básico.

Amiga, o básico como o papai e mamãe, por exemplo, é muito bom, mas com o passar do tempo precisamos de mais, então, o que temos de fazer é experimentar locais diferentes, com roupas diferentes, posições diferentes e quem sabe até com pessoas diferentes, por isso é bom ter experiências sexuais diversificadas. Eu sempre falo: se puder não casar virgem, ÓTIMO!

Aprofundar-se sexualmente em uma relação a dois é algo fantástico, mas você há de convir comigo que nem sempre é possível; você só vai conseguir ter essa conexão e fazê-la durar se estiver com alguém em quem confia e que a respeita. Sim, você pode morrer de tesão por um homem, amiga linda, pode fazer um sexo fantástico com ele, mas isso não vai durar muito se com o passar do tempo você se sentir desrespeitada. Se você pode ter relações sexuais sem vínculo algum com alguém e ser o máximo? Pode, sim, mas as melhores relações sexuais que você pode experimentar na vida são com as pessoas das quais você gosta de verdade, porque a emoção gerada pelo sentimento em relação à pessoa amplia o seu acesso ao subconsciente, e você verá agora por que acessar o subconsciente na hora do sexo é tão importante.

A essência do sexo e a importância da conexão

Sexo é conexão; se você quiser e puder ter a oportunidade de estar com alguém que tem interesse em conectar-se a você também, meu conselho é que você se permita viver sua criatividade sexual, que a expanda e que se entregue a ela.

Um casal pode se amar sem fazer sexo, mas isso será um amor fraternal; eles não serão loucos um pelo outro, serão felizes, sim, mas a loucura, a paixão e a fome pelo outro é ampliada pela conexão sexual.

Posso lhe dizer qual é a mulher que deixa um homem louco? É aquela que entra sem raciocínio algum na hora do sexo, com a mente mais vazia possível, é aquela que se atira aos seus instintos e faz o regresso ao seu lado animal. Sim, amiga linda, há uma partezinha sua aí no seu inconsciente que age como um animal, e quer saber? Deixe esse animal vir à tona, os homens ficam verdadeiramente extasiados com essa cena.

Quando eles percebem que a mulher não está tentando seguir um roteiro montadinho na hora do sexo, nem fazendo força para agradar, e que está focada no prazer dela, PASME, então o cara fica doido. Porque o suprassumo do tesão masculino é por uma mulher que simplesmente sabe se dar prazer sem a necessidade de ter um homem na sua vida.

Por isso os homens ficam tão malucos com mulheres que se masturbam, com a visão dela fazendo isso para ele ou falando ao telefone com ele e dizendo que está se tocando. Uma mulher que se masturba para um homem está dizendo: sou poderosa, me basto, sou ousada e não tenho vergonha de mim!

Uma Deusa do Sexo tem essa liberdade, amiga linda. Se você é casada, experimente fazer isso com seu marido, espere ele chegar em casa e presenteie-o com essa cena. Eu nunca soube de um homem que não gostou de presenciar uma mulher se masturbando, muito pelo contrário, quando ele vir do que você é capaz, ele simplesmente vai lhe conferir poder!

Quando você tem um orgasmo você desbloqueia sua energia, por isso é importante ter. É como se você carregasse, descarregasse e relaxasse. E se você não tem um canal para liberar essa energia, canalizando-a para algo que realize você, então você corre um sério risco de ficar histérica.

Sabe qual é o problema da mulher histérica? De duas, uma: ou ela não tem orgasmos ou não faz nada que lhe dê verdadeiro prazer na vida para descarregar e expressar essa energia.

Amiga linda, sua energia sexual será mais fortemente liberada se você estiver entregue a suas emoções. Sim, a energia sexual também está ligada ao seu inconsciente; se você fica tentando racionalizar o sexo passo a passo, você fica sem um canal aberto entre o consciente e o inconsciente. Quem esquematiza um passo a passo está usando seu intelecto e por isso não consegue se soltar na cama como uma verdadeira deusa do sexo. Para você se realizar sexualmente, o que vai comandar é o seu subconsciente; nele estão suas sensações, emoções e desejos.

Mulher gosta de que tudo saia nos conformes, que tudo seja certinho, perfeitinho e que tudo na vida dela esteja sob controle. Relaxe, nada no mundo está sob controle, e o que você precisa na hora do sexo é justamente perder o controle.

O impulso sexual está ligado ao seu inconsciente, que insiste em vir à tona, é lá que se encontram seus desejos instintivos, é como se você fosse um animal querendo fugir da jaula.

Preciso que você entenda algo: quando você faz sexo – e não estou falando de coito, estou falando de sexo carnal, aquele que a tira do seu centro de equilíbrio e que a leva à loucura – é porque você se permitiu voltar ao pântano, se permitiu voltar à sua origem animal, voltar àquele estado primitivo que nós todos temos gravado no subconsciente. E não é feio nem depreciativo. E sabe o que caracteriza também este lado animal? A luta pelo poder. Exatamente isso, amiga, quando duas pessoas estão tendo aquele sexo louco, animal e selvagem, existe a dominação por parte de um, em algum momento. Recorde-se: quando você fez o melhor sexo da sua vida, eu posso apostar, foi quando lhe tiraram do seu centro de equilíbrio e você foi dominada.

Sexo carnal não é um ato de democracia, de divisão de poder, em que cada um entra com 50% e são como uma orquestra tocando em sintonia. Não!

Aquele sexo animal que você já experimentou ou que sonha

um dia em conhecer é um sexo em que há uma libido maior justamente por causa dessa diferença de poder – e quer saber? Até os homens gostam de ser dominados. Não há acordos éticos, nada é pensado nesse momento, é só vontade e instinto. Para você tirar o homem do centro de equilíbrio você também deverá ser em algum momento dominadora, amiga linda. A libido dele inclusive irá aumentar e ele enlouquecerá se tiver de lutar para dominá-la na cama. E essa dominação de que falo não é força física, não é um ato de agressividade no sentido literal da palavra, e tem tudo a ver com o fato dele sentir que você está entregue a ele e ao seu pênis. O pênis dele é uma arma, é assim que ele vê, que sente; por mais "evoluído" como pessoa que pareça ser, na hora do sexo a história é outra. Isso é o que os homens tanto imploram às suas esposas: **se solta! você fica aí se controlando! se solta!**

O que ele quer dizer para você, amiga, é: vira bicho junto comigo!

Perca o controle, lindona, e torne-se a mulher dos sonhos dele! Quer uma sugestão para começar? Logo que você iniciar o sexo com ele, seja a parte ativa e dominadora, chame-o para o sexo, demonstre que você o deseja, monte nele, diga do que você gosta e o que quer que ele faça com você.

Quando os homens têm uma mulher ativa eles também ficam loucos. Desagradável e brochante é aquela mulher boneca que parece estar sempre imóvel e apática no sexo, sem ter ação; essa mulher é frustrante e não desperta o desejo de homem algum de estar com ela.

Tanto homens quanto mulheres querem ser dominados, os dois querem ir para a cama com pessoas fortes, ninguém quer se relacionar sexualmente ou na vida com pessoas fracas e sem atitude, então, amiga, mostre para ele quem é você na cama e como se permite vivenciar o prazer e quanta atitude sexual tem. E sabe o que você faz depois de agir como uma mulher ativa sexualmente e dominadora? Você vira o jogo e se entrega a ele, para dar ao homem também a sensação de poder. O que será mais excitante ainda para ele, porque com uma mulher difícil de dominar o interesse e a libido do homem são maiores, afinal, ela se torna um desafio e o desafio instiga, acelera a testosterona e o ego. O tesão dele vai lá pra cima se na cama ele dominar uma mulher inicialmente dominadora.

É óbvio que você não vai usar isso como uma fórmula pronta para o resto da vida, isso serve de base para você começar a ter aquele sexo em que os dois experimentam essa sensação de poder, você vai criar muito ainda em cima disso, mas aproveite essa informação para se aprimorar. Vamos dizer que esse é o equilíbrio do sexo sem equilíbrio. Viu? Não é nada democrático, ambos estão descontrolados no caos dos seus subconscientes e vão aproveitar o momento para extravasar seus desejos, suas loucuras e sua animalidade.

Ninguém vai ficar lindo nessa hora, ninguém vai estar com cabelo impecável, você vai suar, ele vai suar, nenhuma pose será elegante, mas confie em mim, vai ser lindo de viver! Você está preocupada com sua classe? Não é para ter classe, é para ser gostoso.

Os orgasmos da sua vida!

Você já deve ter ouvido as pessoas dizerem que para ter orgasmos elas têm de se permitir. E pouca gente entende o que de fato é esse "se permitir". Há mulheres que nunca tiveram um orgasmo e elas dizem que fariam qualquer coisa por esse tal de "se permitir". A verdade é que pouca gente entende o que exatamente quer dizer uma sexóloga quando ela afirma: "Para ter um orgasmo você precisa se permitir".

Então, vou lhe dizer de uma forma bem clara o que significa se permitir para que você possa abrir de uma vez por todas essa porta na sua vida e finalmente experimentar um orgasmo ou melhorar os que já tem.

Se permitir é pensar em sacanagem na hora que estiver

fazendo sexo. Assim, bem claro, transparente, bem simples: PENSAR EM SACANAGEM NA HORA QUE ESTÁ FAZENDO SEXO. Então você olha para este livro neste momento e se pergunta: como assim?

Isso mesmo, amiga, deixe-me lhe dizer algo: todo mundo na hora do orgasmo está inevitavelmente pensando em alguma pornografia, em alguma sacanagem, em algo erótico, e quanto menos classe tiver esse pensamento, mais forte e rápido o orgasmo acontece.

As mulheres castradas, com muitos complexos de culpa e muito "certinhas" não se permitem pensar em pornografia. Aquela mulher que recebeu uma informação negativa sobre sexo acha que está agindo mal se pensar em sexo e evita a pornografia mental.

Amiga linda, vou ser sincera: ninguém tem um orgasmo pensando em flores e um orgasmo não surge só porque você está cheia de amor no coração ao fazer sexo com o homem da sua vida, nada disso, e vou lhe explicar de uma maneira bem simples por quê.

Para você ter um orgasmo mais facilmente, o seu clitóris tem de estar bem irrigado com sangue. A mesma coisa vale para o homem: para ele ter um orgasmo mais fácil, o pênis tem de estar ereto e ele só fica ereto se o sangue estiver sendo enviado para o corpo cavernoso.

Ou seja, seu orgasmo está diretamente relacionado com a circulação sanguínea na região, e sabe por quê? Porque quanto mais sangue houver na região, mais sensível ao prazer a região fica, mais excitável o seu clitóris se torna.

Bem, se ele ficar sensível e excitável, qualquer coisa que encostar nele vai produzir uma sensação de prazer maior, certo? Então é ótimo que boa quantidade de sangue vá para as partes baixas do corpo.

Agora você deve estar se perguntando: mas como envio sangue para o clitóris? Não se preocupe, amiga linda, o nosso corpo foi desenhado para ser uma máquina perfeita. Acontece que toda vez que você tem um pensamento erótico ou pornográfico o seu cérebro imediatamente envia ordem para o sangue descer. Ou seja, se você pensar em erotismo, você passa a ter o clitóris irrigado por sangue em pouco tempo. Acontece assim com o homem também: ele falou em pornografia, viu um bumbum avantajado, erotizou determinada situação, se concentrou em algo sexual, então pode esperar que o pênis dele se encarrega de acordar devido ao sangue enviado para lá, isso se ele não tiver nenhum problema físico, claro.

E acontece com isso uma retroalimentação cerebral, sabia? Da seguinte forma: o seu clitóris fica mais excitado e, sendo tocado, seja pela sua mão ao fazer a masturbação ou pelo púbis do seu homem que o toca a cada movimento da penetração, acaba sentindo mais prazer e enviando essas mensagens de prazer ao cérebro, que estimula mais ainda o pensamento erótico e envia então mais sangue para a região, como um ciclo.

Lembra que eu lhe disse que o cérebro é o principal órgão sexual? É exatamente por isso, porque as ordens de comando do erotismo surgem a partir dele e do que você pensa.

E outra coisa acontece para que você chegue ao orgasmo nesse sistema todo. Por exemplo, você está lá tendo seu clitóris estimulado, automaticamente seu cérebro recebe as sensações de prazer enviadas, então ele produz as substâncias do prazer, como dopamina, serotonina *e até adrenalina, afinal,* há emoção na hora do sexo. Conforme seu pensamento acelera e seu clitóris é mais estimulado, há doses cada vez mais altas dessas substâncias que bombardeiam seus neurônios e então eles começam a trabalhar a mil por hora. É como se houvesse em nível cerebral um empilhamento de substâncias do prazer e, quando o empilhamento chega ao nível máximo, tudo desmorona. É aí que acontece o orgasmo.

Orgasmo, amiga linda, é um curto-circuito cerebral, é uma pane momentânea, é quase um ataque epilético, você sabia?

Acontece que seus neurônios receberam altas doses dessas substâncias e trabalharam tanto que o cérebro entende que eles estão entrando em falência, então, quando ele chega ao pico máximo da excitação, há uma descarga imediata de outra substância que envia aos neurônios uma informação completamente inversa à informação de estímulo das substâncias do prazer. Agora pense no seguinte: uma informação manda trabalhar freneticamente e outra informação manda parar tudo, repentinamente. O que você espera que aconteça? Um choque de informações, uma pane mesmo!

No momento da pane, da descarga dessa substância mandando imobilizar os neurônios, o que você sente é um relaxamento que se estende por todo o corpo, com espasmos na região genital, em que tudo parece desacelerar e você experimenta uma sensação única de prazer.

Concluindo, se você não se permitir fantasiar sacanagem ou pensar em erotismo na hora do sexo e se seu clitóris não for estimulado simultaneamente, então fica difícil ter um orgasmo, amiga linda. Tem mulher que fica atenta, em estado de alerta, esperando o momento do orgasmo chegar, só que ele não surge do nada, você precisa dar uma ajudinha. Por isso dizemos que o orgasmo é uma conquista para a mulher, pois você vai descobrindo a masturbação, vai se conhecendo e se permitindo pensar em sacanagem.

E durante o sexo você segue o mesmo processo que o homem, vai procurando cenas mentais sexuais para ir testando o que funciona melhor, segundo o seu gosto. Por exemplo, você começa a fazer sexo com ele e se imagina com dois homens. Você não está ficando mais excitada? Então troque a cena na sua mente: imagine-se fazendo sexo anal com um desconhecido. Não funcionou? Então troque a cena e imagine-se fazendo sexo em um lugar público com seu homem. Funcionou? Você sentiu que sua excitação aumentou? Então continue na mesma cena, amplie esse filme mental, invista criatividade no roteiro e imagine que além do sexo anal em um lugar público apareceram outras pessoas que passaram a observar você. Está funcionando? Então capriche e continue a incrementar esse filme erótico da sua fantasia sexual.

É bem assim que funciona com os homens, é dessa forma, inclusive, que eles controlam a ereção e tentam controlar o momento do orgasmo. Por exemplo, se o homem sente que está muito excitado, sabe o que ele faz? Ele começa a pensar em um problema, porque sabe que se caprichar um pouco mais na historinha erótica dele ou se você o estiver estimulando mais, visual e verbalmente também, então ele sabe que não vai se segurar; ele precisa tirar o foco dali e levar a mente para um outro lugar que faça o pênis parar de receber o fluxo alto de sangue que está recebendo.

E por que você acha que os homens têm mais facilidade para criar histórias eróticas e pornográficas na mente? Porque são acostumados desde cedo com esse mundo, eles veem filmes pornôs desde que são moleques, enquanto a mulher não olha nem para o corpo nu dela quando está se desenvolvendo. A mulher tem desde cedo a ideia errônea de que pornografia é feio, é pecado, deselegante, e que uma mulher que se dá o valor não vê essas coisas. Olhe quanta bobagem nossa cultura prega para nós. Pornografia não é saudável para uma criança, porque ela não interpreta da forma correta, mas para um jovem sim, até porque serve como fonte de inspiração para as inúmeras formas de prazer que ele pode ter no sexo – é claro que não estou falando de pornografia pesada.

E me diga uma coisa, amiga: você acha que fantasiar é traição? Pensando assim, você estaria sendo radical, limitada e estaria perdendo uma ótima oportunidade de melhorar seus orgasmos e sua relação sexual. Se você continuar a pensar que tudo é feio, que tudo é errado e que nada pode, então não vou conseguir ajudá-la, simplesmente porque você não se ajuda quebrando seus tabus e abandonando pensamentos moralistas e retrógrados.

Sim, amiga, todo homem fantasia histórias sexuais, por isso eles não têm problema de falta de orgasmo, é porque eles não se sentem culpados, nem tentam frear o impulso natural da criatividade sexual.

Neste momento você está horrorizada e com raiva porque não quer que seu homem fantasie nenhuma situação erótica com outra mulher a não ser você? Bem, amiga, abra mão desse pensamento, é só o seu ego falando alto. É só o seu lado mimada e criança berrando pela atenção exclusiva do seu pai, querendo ser a filhinha preferida. Um homem pode ser absurdamente apaixonado por você e ainda assim fantasiar, não há nenhum problema se na hora do sexo ele põe sua criatividade para funcionar – faz bem para ele, faz bem para você. Jamais o recrimine por isso, tente ampliar sua mente e seus horizontes. Sem criatividade o sexo se torna apático. Você deveria experimentar essas dicas que lhe dei: tocar o seu clitóris durante o sexo e pensar em situações eróticas, você vai ver como isso ajuda!

Faça um teste: masturbe-se primeiro usando essas duas dicas e me diga se por acaso não foi muito mais fácil chegar ao orgasmo. Uma dica bem importante que eu dou é que, se a mulher não sabe chegar ao orgasmo sozinha, a probabilidade de acontecer com um homem é menor. E, para se masturbar e chegar ao orgasmo, amiga linda, vou lhe dar umas dicas bacanas.

Dicas para facilitar o seu orgasmo

Se você até hoje não experimentou um orgasmo na companhia de um homem, mas atinge o orgasmo sozinha, amiga, você não tem problema fisiológico algum, é apenas uma questão de ajuste e descoberta.

1) Escolha um momento em que sabe que estará sozinha, que o telefone não irá tocar e que ninguém chegará

repentinamente. Deixe seu celular no silencioso. Você vai precisar estar concentrada em você.

2) Pegue um espelho, deite-se na cama e abra suas pernas. Visualize através do espelho todo o seu órgão genital. Identifique o que é o clitóris (seu ponto principal de prazer; ele fica na parte superior da vulva), a uretra (por onde você urina e que fica logo abaixo do clitóris), a vagina (outro ponto de prazer, que é onde o pênis penetra e que está abaixo da uretra), e visualize os pequenos e grandes lábios (outros pontos de prazer, que ficam ao redor da vagina). Toque levemente esses pontos para você experimentar qual é a sensação de cada um deles. É superimportante saber a localização exata. Muitas mulheres confundem clitóris com uretra, por exemplo. O clitóris fica acima da uretra e a vagina fica abaixo da uretra. Abra um livro de anatomia e visualize a figura de todo o órgão genital, identificando as partes em você. Agora que já sabe, feche o livro; aula de anatomia não provoca tesão em ninguém, o livro serviu somente para você se conhecer um pouco mais. Então, deite-se de maneira bem confortável e vamos começar.

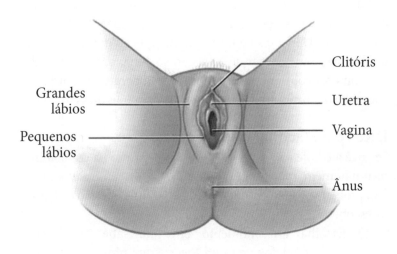

3) Se você não é acostumada com a luminosidade na hora de fazer sexo, inicialmente comece masturbando-se com meia-luz ou então no escuro. Conforme você vai se acostumando, procure os ambientes mais claros, pois dessa forma você vai se habituando também a fazer sexo com a luz acesa. E essa variação também é muito legal.

4) Uma dica bacana: agora que você já sabe onde fica o seu clitóris, é muito importante que depile em volta dele. Quanto mais a área estiver exposta ao contato, melhor. Os pelos em torno dele atrapalham a sua sensibilidade. De preferência, use cera líquida. Vá a uma boa depiladora – não fique acanhada, depiladoras estão mais do que acostumadas a isso. Faça uma depilação completa do clitóris para baixo, que inclui a depilação com cera também nos grandes lábios e na região anal. Confie em mim, depois você vai agradecer por ter seguido essa minha orientação, porque sua sensibilidade vai quintuplicar! Dói um pouquinho na hora por três segundos (completamente suportável), mas o resultado é fantástico! Por que você acha que me depilo todo mês? Além disso, os pelos vão ficando cada vez mais fininhos e cada vez dói menos. E você vai se sentir muito bem depois que estiver toda limpa, dá um tremendo alívio. Na parte de cima, que chamamos de púbis, não é necessário, ok? Somente em volta do clitóris e para baixo dele.

Quanto mais lisa estiver a superfície, mais sensível ao toque e ao roçar ela será. Prefira cera quente a gilete, porque quando se utiliza esta última, depois de três dias os pelos já nascem e causam incômodo, além de virem mais grossos e, por isso, atrapalham na sensibilidade. Cera fria, nunca!

5) Agora vamos começar a prática da masturbação. Abra bem suas pernas para o clitóris ficar mais exposto – isso é importante, porque ele tende a ficar mais escondidinho na maioria das mulheres. Use sua lubrificação íntima para lubrificar o clitóris, aquela que há na sua vagina. Você sentirá prazer ao tocar o seu clitóris se ele estiver lubrificado, caso contrário, o atrito seco do

seu dedo apenas causará irritação no local. O clitóris deve ser lubrificado para poder ser tocado (isso é megaimportante). Se você não produz lubrificação suficiente, não fique pensando que tem algum problema, porque é normal. Nem todas as mulheres produzem lubrificação suficiente, nem mesmo quando estão excitadas, e há aquelas, ainda, que não produzem nenhuma e outras que só se lubrificam depois de muito tempo, inclusive há quem se lubrifique apenas depois do orgasmo. Nesses casos, use gel lubrificante à base de água. Há quem use a própria saliva, mas estamos mais modernas hoje em dia, certo, amiga? Enfim, se no momento que você decidir se masturbar não tiver um gel na bolsa, então está valendo sua saliva, desde que seja somente para tocar o clitóris, tá? No caso do gel à base de água, você coloca no seu dedo ou diretamente sobre o clitóris a quantidade de meia colher de café, que já é suficiente. Gel costuma demorar mais a ser absorvido e por isso você continua se concentrando somente em si enquanto se toca, já a saliva terá de ser reposta várias vezes e você perde o ritmo. Além disso, gel é mais viscoso para deslizar o dedo e fica mais gostoso, é perfeito.

6) Agora experimente se tocar e faça-o de várias formas, até descobrir qual lhe agrada mais. Movimentos circulatórios em torno do clitóris são interessantes. Experimente com uma das mãos fazer movimentos de fricção leve em torno dele no sentido vertical também, e com a outra mão experimente acariciar seus seios, na região dos mamilos; puxe-os levemente para cima, isso costuma dar prazer. Quanto mais ritmados forem os movimentos, mais facilmente você chegará ao orgasmo. Solte esses quadris, se sentir vontade, conforme a excitação vai se aproximando. Se você mudar de ritmo e intensidade constantemente, estará retardando o processo. Para acelerar a vinda do orgasmo, mantenha o movimento no mesmo ritmo. Detalhe: quanto mais tempo você levar para gozar a partir do inicio da masturbação, mais intenso será seu orgasmo.

7) Pense em situações eróticas, como eu lhe disse antes.

Entregue-se à sua imaginação, fantasie cenas, assegure-se de que o erotismo faz parte de você e que é saudável sentir tesão por situações fantasiosas. Não há como entrar em estado de excitação e disparar o processo orgasmático se o psicológico não trabalhar e se envolver nesse momento. Então, bote essa mente pra funcionar e fantasiar. Imagine-se em situações inusitadas. Faça-o sem a menor culpa, não há o menor pecado nisso e não há motivo algum para você se sentir anormal – todo mundo, eu disse **todo mundo** pensa bobagem quando está excitado. Portanto, tente algumas opções em sua imaginação: dois homens com você, quem sabe três, penetração dupla, dois homens se beijando, você beijando uma amiga, você e alguém famoso, posições que você gostaria de ter coragem para fazer e ainda não fez, você e outra mulher desconhecida etc. Enfim, na sua imaginação você pode tudo e sem culpa!

8) É importante que você não se cobre ter orgasmos, que não fique aflita esperando o momento dele vir, porque aí é que ele não vem mesmo, e quando vem acaba sendo de baixa qualidade.

9) Experimente espalmar uma de suas mãos sobre o púbis, perto do clitóris, e retrair toda a pele para cima, e com a outra mão toque o clitóris. Você perceberá que será extremamente excitante, porque dessa forma você "puxa" o clitóris para fora e o expõe mais. Há mulheres que não gozam porque seu clitóris fica muito escondidinho e "protegido" por uma pelezinha sobressalente que o encobre.

10) Não use somente seus dedos, você também pode usar objetos como vibradores ou próteses penianas. Veja bem, estas são duas coisas diferentes. Vibrador é algo que vibra e pode ter qualquer formato, mas geralmente é cônico; já a prótese peniana tem o formato de um pênis e é quase sempre feita de látex, para se assimilar ao órgão. E já lhe adianto: próteses com movimentos de entrar e sair no canal da vagina não fazem mulher nenhuma atingir orgasmo; use um vibrador para estimular de forma direta o clitóris, pois aquele "treme-treme" todo é muito gostoso. Você pode comprar um minivibrador no sex shop (preço médio de 50 reais) apenas para ficar estimulando o clitóris. Faça aquela espalmada que ensinei anteriormente e use o vibrador para ver como é bom.

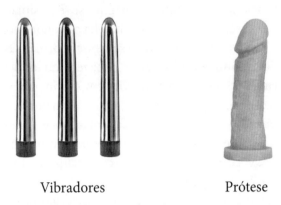

Vibradores   Prótese

11) Há ainda no sex shop calcinhas com vibradores e o famoso *butterfly*, que é um dispositivo que se acopla na região do clitóris, e que tem um controle remoto de velocidade, para você ficar experimentando as diferentes sensações de "treme-treme".

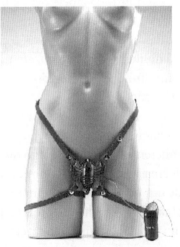

Uma pausa para confessar algo: depois que aprende a se masturbar, você resolve muitos dos seus problemas de estresse sozinha e descobre que homem não é algo tão vital assim na sua vida. Às vezes você está sofrendo de amor, fica ansiosa por um encontro com o homem que deseja e, bem, minha sugestão: masturbe-se e você vai ver que mais da metade daquele amor todo foi embora...

12) Outra boa sugestão é a mangueirinha do chuveiro. Retire o chuveirinho e use somente a mangueira. Direcione o jato de água para o clitóris e experimente-o em vários ângulos, bem como as diferenças de pressão da água. Use seu dedo para diminuir ou aumentar a luz do tubo e controlar a pressão da água. Quanto mais forte a água tocá-la, mais fácil será sentir prazer e atingir o orgasmo. Fique de cócoras no box, abra as pernas, direcione o jato para o clitóris ou coloque um pouco de condicionador nos dedos e masturbe-se tocando apenas o clitóris em movimentos ritmados. Não introduza os dedos na vagina de jeito nenhum com condicionador na mão, é só para o clitóris, pois a vagina tem mucosa.

13) Pode-se também usar o jato forte da hidromassagem. Eu mesma usei diversas vezes. O importante é gozar, né, amiga? De que maneira é só um detalhe!

Essas são dicas da prática para a masturbação cotidiana, o próximo passo é falar sobre a segunda etapa. Se você atingiu o orgasmo se masturbando, então agora vamos levá-lo para a vida a dois.

Amiga linda, para você ter orgasmos com os homens você vai ter de ensiná-los a tocá-la, afinal, agora você já sabe como fazer em você e irá orientá-lo a fazer da maneira certa, na intensidade que você gosta e da maneira como você mesma faz (leve o gel lubrificante para a cama). E quando ele penetrá-la você vai pedir a ele que acaricie o seu clitóris ou você mesma vai se acariciar.

Vou lhe dar a informação mais importante da sua vida sexual: NÃO EXISTE ORGASMO APENAS COM

PENETRAÇÃO, SEM QUE O CLITÓRIS SEJA ESTIMULADO SIMULTANEAMENTE.

Tem gente que diz: "Ah, mas eu consigo gozar com meu marido me penetrando". Para essas eu falo: foi em uma posição em que o púbis dele estava estimulando o clitóris, como por exemplo no papai-mamãe, ou com você por cima dele friccionando o clitóris no púbis dele. O mesmo vale para o sexo anal: uma mulher atinge o orgasmo em um anal se estiver sendo estimulada no clitóris pela sua mão ou pela mão do seu parceiro.

Toda aquela gritaria dos filmes pornôs não passa, na maioria das vezes, de encenação. Lá é o único lugar do mundo em que se goza sem ninguém tocar clitóris algum. Era assim que você estava fazendo, amiga? Não se preocupe, agora será gemeção de verdade, ok?

Amiga, agora você já sabe como é que se goza, vamos começar a treinar? Sim, sexo e orgasmos requerem treinamento, lindona.

Eu posso até imaginar que diversas mulheres vão ficar com receio do que o homem possa pensar delas por estarem pedindo que masturbem-nas durante o sexo ou ficarão preocupadas se ele vai se sentir confortável e se não vai se cansar de gingar com o pênis para um lado e masturbar com a mão para o outro. Amiga linda! Já conversamos sobre isso, você não pode ser condolente, não pode ficar com dó nem querer criar somente situações confortáveis para ele. E quer saber? Ele vai amar ver você tendo um orgasmo, e nessa hora dane-se se ele teve de penetrá-la, masturbar com uma mão e acariciá-la com outra. Você também faz mundos e fundos, se requebrando toda ou quase tendo um deslocamento da mandíbula porque ele está há meia hora recebendo sexo oral.

Pare de tentar ser boazinha na cama! Uma Deusa do Sexo nunca é uma mulher boazinha e é uma mulher que se masturba. Não existem Deusas do Sexo com vergonha ou preocupadas com o que o homem vai pensar delas enquanto fazem sexo. Ele não gostou de ter de se esforçar por você? Ótimo! Próximo! Assim você já economiza o tempo da sua vida, porque um homem que não se esforça sexualmente para fazer você feliz não merece tê-la sobre a cama.

A deusa do sexo e sua libido

Talvez você seja uma mulher que tenha pouca libido, que não tenha muita vontade de transar e quase não sinta desejo sexual. Bem, isso tudo pode ser modificado, sabia?

Sua libido está diretamente relacionada com sua taxa hormonal. E seus hormônios não dependem apenas de uma fabricação espontânea e involuntária. Não, já que parte dos nossos hormônios recebe influência do meio em que vivemos, sabia?

Pense na sua avó quando ela tinha 15 anos. Provavelmente já tinha alguns filhos, cuidava da casa, não brincava de boneca e agia como uma mulher adulta.

A filha dela aos 15 anos de idade brincava de boneca, era mais inocente e provavelmente não tinha interesse em casar tão cedo. Era bem possível que ela tivesse trejeitos infantis ainda e que gostasse de brincar de pega-pega.

No entanto, a filha dessa mulher, aos 15 anos, já é diferente, ela se parece com uma moça e não com uma menina, e a última coisa que fará é brincar de pega-pega.

Você consegue identificar que mulheres com a mesma idade, mas pertencentes a gerações distintas, são bem diferentes hormonalmente, e por quê? Porque o DNA muda? DNA muda, sim, somos eternos mutantes, no entanto, DNA não muda tão rápido assim, de uma geração para outra. E o que fez com que essas mulheres se desenvolvessem ora mais rápido, ora mais lentamente, tendo um comportamento tão distinto? A CULTURA!

É exatamente isso, o meio em que vivemos influencia muito

nossos hormônios e a liberação de determinadas substâncias em nosso organismo.

A cultura em que vivemos hoje é a cultura da informação, nossas crianças recebem muitas informações em pouco tempo e isso faz com que elas se desenvolvam mais rápido. As crianças da geração passada recebiam menos informação e não precisavam absorver tanto conteúdo, o que fazia com que elas se desenvolvessem mais lentamente.

A cada geração que passa a média mundial do início da menstruação é um ano mais cedo, ou seja, a tendência é que daqui a um século e meio as meninas estejam iniciando sua menstruação aos 8 anos de idade.

Quer ver como o meio em que vivemos realmente influencia nossos hormônios? Basta observar você e sua melhor amiga, por exemplo. Caso vocês convivam muito tempo juntas, a menstruação de uma ocorrerá no mesmo período que a menstruação da outra. Se um grupo de mulheres mora junto, com o passar do tempo elas começam a ficar menstruadas em datas muito próximas.

Eu fiquei amiga de um ex meu e estamos um no Facebook do outro. Um dia ele postou uma foto dele e da mãe, olhei para eles e pensei: ele está parecendo um velhinho! Nossa! Como o pai faleceu e ele trabalha em casa, ele passa a maior parte do tempo com a mãe, e hormonalmente eles estão se regulando.

O que quero dizer com isso? Que caso você queira ser uma mulher jovial, procure não conviver tanto com pessoas que tenham costumes e pensamentos antiquados, pois hormonalmente vocês irão se regular.

Se você tem de se afastar de pessoas assim? Não, ainda mais se são familiares seus e pessoas queridas, no entanto, você também precisa conviver com pessoas que tenham pensamentos e atitudes mais joviais na vida, assim você se regula com eles e automaticamente seus hormônios serão mais joviais, por assim dizer.

Mais importante do que a sua idade cronológica é a idade que você sente que tem. Por exemplo, ao escrever este livro tenho 40 anos, mas tenho a sensação de que tenho 26 anos. Isso diz muito sobre o tempo que ainda ficarei menstruada, e a tendência é de que esse tempo se prolongue, porque o meio em que vivo é ativo, jovial e minha mente acompanha esse ambiente ativo, portanto, isso exerce influência na produção dos meus hormônios. Sem contar que durante muitos anos, enquanto eu trabalhava como garota de programa, eu afirmava durante o dia, pelo menos umas cem vezes, que eu tinha 24 anos, e foi assim durante muito tempo. Isso entrou no meu inconsciente, que, como já vimos, apenas repete a informação, sem analisar se é verdade ou não. E, como você sabe, eu cheguei a ter oito anúncios no jornal e recebia, na pior das hipóteses, dez ligações por dia para cada anúncio.

O que determina a sua libido é a existência dos hormônios e a quantidade deles! Quando entra na menopausa você para de produzir os hormônios e, consequentemente, sua libido cai; esse é o motivo pelo qual muitas mulheres se queixam de não sentir mais desejo pelos seus maridos com o passar dos anos. Muitas vezes não chega a ser o costume de estar sempre na presença do outro e a falta de adrenalina por causa da rotina, mas sim a falta de hormônio mesmo.

Amiga linda, você é nova e não tem libido? Pode ser falta de testosterona no seu corpo – sim, testosterona é um hormônio masculino que também existe em pequena quantidade no nosso corpo e que nos dá o impulso de ir, de pegar, de caçar, de conquistar, e também é um dos hormônios do desejo. A quantidade de testosterona no nosso organismo também é percebida pela nossa quantidade de pelos. Se você tem pelos nos braços, pernas, púbis que são muito ralinhos, é provável que você tenha baixa dose de testosterona e que seu apetite sexual seja pequeno.

Sabe por que no período de ovulação você tem vontade

maior de fazer sexo? Porque nesse período sua taxa de testosterona se eleva, amiga linda, e sua libido também.

Quanto mais peluda é uma mulher, maior tende a ser sua libido, porque maior é sua taxa hormonal.

Vou até aproveitar para lhe dar uma dica: quando você olhar para um homem, procure dar atenção principalmente para a espessura da sobrancelha, se é grossa e com bastante pelos. Isso diz muito sobre o apetite sexual e a profundidade das fantasias desse homem. Quanto mais grossa a sobrancelha, mais tesão um homem tende a ter. Você não pode avaliar pelo cabelo, porque há homens com alopecia ou calvície, que independem da testosterona.

Sabe as meninas que tomam testosterona quando malham para desenvolver melhor os músculos? Elas ficam com a libido muito alta, porque a taxa de testosterona delas aumenta.

Você pode saber como está a dosagem dos seus hormônios fazendo um exame hormonal. Basta consultar um endocrinologista ou ginecologista que ele fará a solicitação para você. Inclusive, caso sua taxa de testosterona esteja baixa, há uma injeção sob prescrição médica que aumenta a dosagem com uma aplicação e, amiga, se prepare, porque vai ser só sexo o que você vai querer se o médico lhe prescrever uma dose injetável de testosterona, você vai subir pelas paredes e pular em cima do seu homem.

Caso você tenha mais idade e esteja com baixa libido, pode ser a aproximação da menopausa.

Amiga linda, na menopausa a última coisa que a mulher deseja é sexo. Ela não tem mais hormônios femininos circulando, e nada vai mudar se ela não tomar hormônio. E quer saber? É muito saudável fazer reposição hormonal na terceira idade, para o físico e também para o emocional.

Sabe por que algumas mulheres apresentam aquela fisionomia idosa? Envergam o esqueleto, ficam com os cabelos ralos, branquinhos, passam a apresentar um tórax quadrado e a pele enrugadinha? Justamente porque não há mais fabricação de estrogênio, que dá a aparência feminina às mulheres e aquele tom agudo à voz e deixa as mulheres mais sexy.

E nossos hormônios, amiga linda, estão impressos na pele, aliás, a nossa pele todinha carrega a impressão de tudo aquilo que já vivemos, das nossas dores, dos nossos amores, das nossas alegrias, tudo fica registrado nela.

É na nossa pele também que estão os feromônios, que são os hormônios da atração. Quando uma mulher não tem mais hormônios femininos, é como se ela fosse invisível aos olhos dos homens, ela passa por eles totalmente despercebida.

Quando você passa por um homem o olfato dele percebe seus feromônios. Uma mulher pode estar linda aos 55 anos, mas, se ela não tiver feromônio, os homens não vão se sentir atraídos por ela.

Então, amiga linda, caso você deseje ter relacionamentos até o fim da sua vida e queira sentir desejo, queira estar ainda conectada sexualmente ao seu marido e fazer sexo por décadas e não assumir a aparência de uma vovozinha, é importante repor esses hormônios – e quanto antes você iniciar a reposição (logo após a menopausa), melhores serão os resultados.

Além do mais, você terá um ganho extra de 40 anos em qualidade de vida, sabe por quê? Porque terá baixa probabilidade de desenvolver osteoporose, não se sentirá fatigada, sua mente estará mais alerta, você terá mais energia, sua pele será mais viçosa, seus cabelos permanecerão com brilho, você se sentirá mais bonita, amiga linda, e sua vagina não vai ressecar nem doer durante a penetração.

Sim, a vagina das mulheres na menopausa fica muito ressecada, a parede fica mais fina, por isso mais sensível, e a vagina encolhe. A sua curvatura vaginal, que parece ter o leve formato de um C, passará a ter o leve formato de um S, por causa do peso dos órgãos fazendo pressão sobre um tecido tão frágil.

Saiba que é no colo do útero que há a maior concentração de feromônios do corpo inteiro, por isso os homens apreciam tanto o sexo oral. Sem feromônios os homens perdem o incentivo de fazer sexo com você.

Em um congresso mundial de educação sexual, de que participei em 2013, os médicos recomendaram o uso de uma pomada com efeitos fantásticos para as mulheres na menopausa, uma pomada que rejuvenesce a vagina, como se ela voltasse a ter 16 anos, mesmo em mulheres de idade avançada.

Essa pomada é feita de testosterona a 2%, vitamina E e vaselina. Alguns ginecologistas não gostam de vaselina e preferem recomendar gel vaginal para hidratar a vagina. Então, amiga, converse com seu ginecologista sobre a prescrição dessa pomada, ele saberá a dose correta para você.

No entanto, você também deverá tomar hormônio, porque não adianta só ter uma vagina juvenil, é importante que a libido retorne e a mente volte a ser sensual e erótica. Hoje em dia os hormônios são mais bem combinados, tornaram-se mais parecidos com os hormônios que já existem no nosso corpo e, portanto, atuam com mais eficácia, sem aquelas taxas assustadoras de risco de câncer.

Acontece que crescemos ouvindo afirmações de pessoas que dizem que os hormônios aumentam o risco de câncer e então muitas vezes bloqueamos nossa mente para qualquer informação nesse sentido.

Enfim, avalie se vale a pena para você. Eu vou tomar assim que entrar na menopausa.

E, caso você não esteja na menopausa e suas taxas de hormônio estejam normais, o que você precisa fazer é estar em um ambiente que a influencie positivamente, não só em relação ao sexo, mas também em relação à vida.

Quando você perde o tesão por ele

Algumas mulheres me dizem que não sabem o que aconteceu com elas, porque simplesmente perderam o interesse sexual no marido, mesmo eles sendo bem apresentáveis e agradáveis. Acontece que, como o meio nos influencia, muitas vezes o problema não é falta de tesão sexual, e sim falta de tesão pela vida, amiga linda. Você se recorda de que falamos que a energia sexual é energia vital?

Muitas vezes a mulher está é desgostosa com a vida que tem, apática, sem projetos, uma vida morna, e ela olha para o marido e pensa que está desgostosa com ele.

Tenha tesão na vida, tesão em viver e você verá sua energia sexual aflorando cada vez mais e, com isso, aumentando sua libido.

As pessoas acham que desejo sexual e química é algo involuntário. Não, muito pelo contrário, ambos são totalmente controláveis mediante determinadas ações.

Amiga, se você já tiver química com um homem, ótimo! Caso contrário, as coisas ainda podem mudar.

Não é a presença da química imediata que determina o sucesso da vida sexual de um casal. "O que você disse, Vanessa?". Isso mesmo que você entendeu, lindona. Química não é o fator determinante da qualidade do sexo.

Você pode fazer o homem enlouquecer por você, mesmo que não haja química entre vocês. E, se houver, poderá fazê-lo rastejar atrás de você, enlouquecidamente. A "química" se dá, principalmente, por conta de fatores psicológicos, acontece por conta daquelas emoções instantâneas que são despertadas no inconsciente, certo? E até mesmo por combinações químicas, que atuam involuntariamente em duas pessoas ou mesmo em uma só. A "química" é uma combinação de cheiro, visual, energia e até mesmo som. Quando há química, dizemos que há quase tudo entre um casal. Mas saiba que isso não é garantia de que o relacionamento será positivo aos dois, afetiva ou sexualmente. As chances aumentam, mas não fazem milagres. É preciso ter mais do que química.

Há casais com química que no momento do sexo não conseguem se conectar com a mesma intensidade com que sentem vontade porque não sabem se expressar sexualmente, não se soltam na cama e não têm criatividade sexual, ou seja, há desejo e o sexo não satisfaz.

E há situações em que uma pessoa sente uma química extrema por outra e a outra não sente nada. Bem, como eu disse, a química nem sempre é recíproca. E não confunda química com paixão. Há pessoas que têm química entre si, mas que não são apaixonadas uma pela outra, e nem por isso deixam de se encontrar apenas para sexo.

E existem aquelas pessoas que passam a gerar química depois de um tempo, sim, isso acontece. Com certeza você sabe de histórias de casais que eram amigos de longa data e de repente passaram a se sentir atraídos um pelo outro.

A química gera o tesão entre um homem e uma mulher, mas, acredite em mim, é possível despertar o tesão no outro e em nós mesmos durante o sexo mesmo na falta de química.

A qualidade do sexo que você tem ou que oferece ao outro não pode ser conduzida nem ser dependente apenas da intensidade e da existência ou não da química entre vocês. Se já existir, perfeito, se não, não se preocupe, porque ainda há salvação!

Dissemos que o meio interfere, as coisas estão interligadas, nossos hormônios são estimulados por sinais externos também, portanto, basta você começar a enviar estímulos externos na tentativa de aumentar a libido de uma pessoa em relação a você que isso pode acontecer.

Então, amiga linda, envie estímulos eróticos a um homem, ele passará a pensar em você e fabricará mais pensamentos eróticos a seu respeito, aumentando com isso o tesão dele quando se aproximar ou falar ao telefone com você. E a constante fabricação faz com que ele fabrique mais ainda, tornando-se viciado no sistema de pensar de forma erótica em você.

A partir de hoje, você não será mais a parte passiva no sexo, esperando que substâncias naturais aflorem, que sentimentos surjam e uma libido descontrolada finalmente apareça para só então você arrasar na cama.

A Deusa do Sexo é a parte ativa, porque o poder está junto dela. O poder de determinar a qualidade que o sexo terá pertence a você a partir de agora – tenha isso em mente. Para isso, não é preciso esperar determinado fenômeno químico surgir, basta que haja ações corretas da sua parte, que despertarão o desejo dele e, consequentemente, o seu, pelo fato de você se sentir extremamente desejada. Isso, claro, quando não houver química instantânea e recíproca, e, se houver, melhor ainda, porque então vamos matar a pau na cama.

Quando você estiver na cama com ele, seja altamente erótica, caso contrário você não vai enlouquecer um homem na cama. Então, sinta-se deliciosamente pecaminosa, confesse para ele, entre aspas, seus pecados durante o sexo – por exemplo, durante a penetração, lamba os lábios dele, como se fosse um gatinho, e diga, sussurrando, que tem a mente muito obscena e que pensa em sexo o dia inteiro. Diga a ele que você pensa tanto em sexo, que às vezes fica difícil de trabalhar e você é obrigada a se masturbar no banheiro do escritório. Essas histórias sempre funcionam muito bem para aumentar a libido do homem. Outra coisa que você pode fazer é: enquanto está de quatro, por exemplo, empine bastante o bumbum, encoste o peito na cama e vire seu rosto de lado, a fim de que ele consiga vê-la. Então, enquanto ele a penetra, coloque um dos seus dedos na boca e comece a simular sexo oral com seu dedo. Ele vai se excitar mais ainda com essa cena altamente erótica!

- A mulher mais vulgar na hora do sexo é a mulher mais linda que ele já teve na cama.
- A mulher mais indecente na hora do sexo é a mulher mais fascinante que ele já teve na cama.
- A mulher mais obscena na hora do sexo é a mulher mais interessante que ele já teve na cama.
- A mulher mais ousada na hora do sexo é a mulher mais sexy que ele já teve na cama.
- A mulher mais livre na hora do sexo é a mulher mais instigante que ele já teve na cama.
- A mulher mais despudorada na hora do sexo é a mulher mais venerável que ele já teve na cama.
- A mulher mais expressiva na hora do sexo é a mulher mais envolvente que ele já teve na cama.
- A mulher mais pervertida na hora do sexo é a mulher mais gostosa que ele já teve na cama.
- A mulher mais sacana na hora do sexo é a mulher mais divina que ele já teve na cama.
- A mulher mais puta na hora do sexo é a mulher mais enlouquecedora que ele já teve na cama.

Entenda algo importante, amiga linda: uma calcinha fio dental ou uma algema são como a cereja sobre o bolo, mas não é o que faz o bolo ser delicioso. A base da cama, para você fazer com que o sexo seja enlouquecedor, é a obscenidade das suas palavras, o erotismo das suas poses e a sua entrega livre de preconceitos e de timidez. Uma Deusa do Sexo nunca é uma mulher envergonhada.

E, erotizando na cama, automaticamente você passa a aumentar a sua libido também. É por isso que você também precisa ter prazer na vida, nas coisas que faz, para que a sua cama seja uma extensão do seu dia a dia, assim você irá continuar sentindo tesão por anos. Não existe uma pessoa realizada sexualmente se ela é amargurada, frustrada com seu trabalho e tem dias depressivos.

Seja uma pessoa feliz consigo mesma e feliz na vida e você se realizará no sexo.

O sexo em evolução e suas fases

Nós vamos ver agora o sexo por outra perspectiva, e com isso o seu leque de opções irá aumentar, porque você terá mais um caminho sexual para poder trilhar até encontrar aquele que mais lhe agrada.

A humanidade está em evolução, nós estamos em evolução, a espiritualidade está em evolução e o sexo também está em evolução.

Já defendi meu ponto de vista, ao dizer que a humanidade melhorou muito e que, embora estejamos longe da perfeição, já caminhamos bastante, não somos mais tão bárbaros, embora muitas vezes nosso instinto primitivo fale alto ainda.

Assim, nós evoluímos do coito ao prazer, e acredito que ascenderemos a um sexo mais espiritualizado e mais centrado nas sensações e sentimentos do que no prazer genital, embora não haja absolutamente nada de errado nisso, inclusive, é muito importante para nossa resolução orgasmática.

O fato é que a humanidade ainda está nesse processo de ascendência, muitos de nós ainda estão na fase primária, de ver o sexo apenas como coito. Muitos ainda entendem que sexo é apenas para reprodução, fazem-no apenas com esse objetivo e vivem suas vidas de forma limitada, pensando que sexo é pecado e que torna as pessoas mais impuras.

Enfim, sabemos que são muitas as bobagens propagadas por aí. Infelizmente a maioria das mulheres ainda se encontra nessa fase de desenvolvimento sexual, de encarar o sexo como meio reprodutivo e ponto.

Alguns tantos já se encontram na segunda fase do desenvolvimento sexual, que é a fase carnal, centrada na busca do prazer e do alívio das tensões, usando o sexo para sua resolução orgástica, para o prazer físico e desbloqueio da energia. A maioria das pessoas nesse grupo compõe-se de homens, que conseguem ver o sexo de uma forma mais desprendida e menos sagrada. A maior parte das mulheres não se permite ver o sexo pelo foco erótico, a maioria se condena quando experimenta o sexo no nível do prazer e se fecha para continuar explorando as possibilidades. Aqui nessa fase se encontra a grande massa masculina, isso é nitidamente percebido, enquanto a maioria das mulheres se esconde na fase primária.

Apenas uma minoria de pessoas está na terceira fase sexual, que é a fase espiritualista do sexo, na busca pela evolução sexual em um nível de consciência divina. Nessa fase há homens e mulheres, no entanto, eles ainda são minoria.

Preciso lhe dizer, amiga linda: todas as fases têm a sua razão de ser, não vou dizer que você tem porque tem de chegar à fase 3. Não, temos a eternidade toda, é um longo processo e você não está aqui para cumprir metas, você está neste planeta para aprender e ser feliz, então, vamos vivenciar as fases, absorvendo-as e passando de uma para a outra conforme vamos nos sentindo melhor para fazer isso.

Não condene as pessoas da fase primária, a maioria de nós em algum momento da vida já passou por ela. Provavelmente você também já olhou para o sexo com temor pelo pecado, pois quando somos pequenos não sabemos discernir bem, apenas engolimos as verdades que nos passam, então é normal acreditar em inverdades.

E todo mundo que hoje experimenta a terceira fase já viveu a fase do sexo carnal e aprendeu com ela, e com o passar do tempo evoluiu na busca de algo que alimentasse mais a sua alma.

Não se cobre, viva a beleza do que você é, buscando ascender conforme sua necessidade e de forma gradativa, mas sem desespero.

Na fase 1 não existe prazer, existe o dever, o sexo é encarado como um compromisso reprodutivo ou como função do matrimônio.

Na fase 2 há o prazer em nível genital, com todas as suas delícias, e na fase 3 há o prazer em nível corporal e espiritual. Sim, a fase 3 é na verdade um caminho espiritual, é uma das diversas formas de se chegar à inteligência divina.

Seria muito bom você vivenciar todas as fases, para saber discernir uma da outra e poder refletir sobre elas, tendo bastante consciência das escolhas que faz na vida e do que realmente prefere, sem a interferência alheia. Sua própria opinião deve ser a mais importante do mundo para você.

Nem todo mundo chega ao final desta vida tendo experimentado a fase 3, até porque nem todo mundo tem conhecimento de que ela existe. Não há problema, não estamos em uma corrida espiritual, e, se essa história toda de vida após a morte for verdadeira, e assim eu acredito, poderemos continuar nosso caminho evolutivo numa boa, sem desespero algum.

Além disso, nem todos estão preparados para vivenciar a fase 3. Há pessoas que nesta vida ficarão ligadas à satisfação das necessidades básicas, como comida, sexo, moradia, e que não sentirão vontade nem necessidade de se realizar de outra forma. Não vamos impor verdades a elas. Quem está lendo este livro está buscando ampliar seu nível de satisfação, deseja sair da zona de conforto e tem necessidade de algo mais da vida, seja no sexo, no amor, na autoestima, nos projetos de vida e na maneira de ver o mundo. Seu caminho é o seu caminho, talvez ele não sirva para o outro.

Amiga linda, eu sei, por observação, que há pessoas que estão em uma fase da vida mais ligadas às suas emoções básicas e outras mais ligadas à evolução espiritual.

Para cada tipo de pessoa há um método adequado, seja em que área da vida for.

O mesmo se aplica ao sexo: nem todo mundo compreenderá a fase sexual espiritualista, nem todo mundo gostará e nem todo mundo irá querer encarar o sexo sob esse aspecto. Talvez mais tarde, mas para muitas pessoas o sexo carnal ainda é o objetivo a ser atingido.

Como falei, a grande maioria dos homens ainda está vivenciando e gosta do sexo carnal. A maneira como você vai enlouquecer esses homens na cama é exatamente pelo sexo carnal. Não há como tentar vivenciar o sexo espiritual, mais ligado aos sentimentos, sensações e consciência corporal, com alguém que ainda se encontra em uma fase carnal e centrado no genital.

Se você é casada com um homem que está na segunda fase ou se você está em um plano de sedução e conquista de um homem que gosta de sexo carnal, a sua estratégia é ligar-se a ele carnalmente, enlouquecê-lo, enlouquecer junto – até porque o sexo carnal conecta as pessoas de forma física e mental – e, no decorrer do relacionamento, apresentar a ele outras formas mais evoluídas de se relacionar sexualmente, lembrando que mudar o outro não deve ser o seu objetivo, mas não há problema algum em mostrar opções e convidá-lo para trilharem juntos um caminho diferente no sexo.

O sexo tântrico pertence à terceira fase sexual, a fase mais espiritualizada do sexo, em que você e o parceiro buscam ir além do prazer carnal.

Sexo tântrico você irá fazer com quem ama e com quem ama você. Não é para ser feito entre estranhos, porque uma ligação já existente é a base, o que se quer é fortificar ainda mais essa ligação.

Sexo tântrico tem outros precedentes além do desejo carnal, há toda uma conduta de vida que deve ser centrada no respeito ao outro. As pessoas que compartilham do sexo tântrico têm um estilo de vida mais saudável, elas compreendem que não podem agir em um determinado setor de maneira evoluída se ainda se comportam com desordem em outros setores. É por isso que dizemos que o sexo tântrico é um caminho que leva à inteligência divina, porque há princípios morais envolvidos, há uma mente sã, há uma alimentação equilibrada, há uma postura física que antecede e ampara o sexo tântrico.

O tantra é um braço da ioga que cuida da parte sexual, portanto, se você decidir trilhar esse caminho e se relacionar sexualmente, se você se sente preparada para entrar na terceira fase sexual, seria muito interessante fazer aulas de ioga, pois ela propicia a consciência corporal e mostra a importância da respiração, ambas fundamentais para o momento do sexo tântrico.

No sexo tântrico você e o parceiro não têm pressa de absolutamente nada, vocês não têm foco no orgasmo, o foco é na viagem que vocês fazem até chegar lá. O sexo tântrico vem falar a você de entrega, totalidade e união mental, corporal e espiritual. No sexo tântrico você e o outro verdadeiramente fazem amor. E, como o sexo é norteado pelo carinho, pelos toques suaves e pela consciência corporal de ambos, a massagem tântrica é fundamental – tudo se inicia por ela, e ela está presente em todo o processo, até o momento em que ambos atingem o hiperorgasmo.

Hiperorgasmo, Vanessa? Sim, amiga, é exatamente isso, um orgasmo mais intenso e mais prolongado que o habitual, em que você experimenta maior êxtase pós-orgasmo também, e sabe por quê? Por aquele motivo que já citei antes: quanto melhores forem as preliminares, melhor é o orgasmo. Lembra-se daquele exemplo que dei de que tesão é como se fosse um empilhamento e, quanto maior a pilha, maior é o estrondo quando ela atinge seu ápice e se espalha? Como no sexo tântrico não há hora para acabar e ninguém está com pressa, o tesão vai se acumulando, aumentando de volume e, quando o orgasmo acontece, ele se encontra potencializado.

Para iniciar o sexo tântrico, então, temos a massagem tântrica, que é diferente da massagem erótica, certo?

Na massagem erótica você quer excitar o outro, muitas vezes usa movimentos vigorosos, esfregando seu corpo no dele, tocando pontos-chaves com o objetivo de ativar a ereção, falando pornografia e fazendo poses eróticas, com o objetivo de elevar a libido do outro ao máximo. Isso também é muito legal, mas o caminho ao sexo tântrico passa antes pela massagem tântrica, e não pela massagem erótica.

Na massagem tântrica o que você quer é sensibilizar todo o corpo do outro, tornando a pele mais sensível ao toque; é como se você quisesse despertar partes do corpo do outro que estão adormecidas, justamente por nunca serem ativadas no sexo convencional.

A massagem tântrica dá importância ao corpo todo de igual forma, aplicando-se sempre movimentos suaves, contínuos, geralmente circulares, e muitas vezes utilizando-se a ponta dos dedos. O carinho contínuo e suave coloca a pessoa em um outro estado mental, que faz com que ela sinta tudo sob outra perspectiva.

Seria muito bom se você fosse casada ou tivesse um namorado que também quisesse se tornar adepto do sexo tântrico; eu sugeriria, nesse caso, que fizessem um curso juntos, para absorver todas as técnicas e evoluir o sexo de vocês. Porque, além de ser um curso profundo, existe aperfeiçoamento posterior e a possibilidade de acompanhamento.

O que vou ensinar aqui é a massagem tântrica e o sexo tântrico para iniciantes, mas, se você gostar da ideia e sentir que esse é seu caminho, busque um centro de massagem e sexo tântrico, porque seria fantástico para o seu relacionamento. Principalmente para as mulheres que estão com a mesma pessoa há muitos anos e precisam ascender a outro patamar.

A meu ver, vale a pena ter uma conversa franca com seu marido, caso você seja casada, para descobrir também quais são os objetivos dele na vida sexual de vocês. Muitas mulheres evitam qualquer tipo de conversa mais profunda e preferem ficar sempre no trivial para não ter de enfrentar questionamentos sobre a real situação do relacionamento. Amiga linda, você é uma mulher magnética, você é poderosa e não há o que temer, portanto, sem panos quentes por cima das situações. E se ele topar, uau!, prepare-se para a melhor fase de vocês.

Massagem tântrica: passo a passo

Para quem quer experimentar as primeiras sensações do sexo tântrico, aqui vai um passo a passo de como se deve fazer a massagem que antecede o sexo tântrico. Lembrando que para o tantrismo não existe passo a passo, porque há o desprendimento mental quanto a se obedecer um padrão e nele se age de maneira natural. No entanto, eu compreendo que, para quem está começando, alguns parâmetros são importantes, então, interprete este passo a passo como uma orientação a seguir para ter uma conexão melhor e despertar a energia sexual do outro, deixando a sua vir à tona também.

Amiga linda, para esse momento especial, prepare um ambiente aconchegante, com meia-luz, com um som calmo e em volume baixo. Procure criar um clima sensual e romântico.

De preferência, estejam nus, você e seu parceiro, e, como é você que está tendo as primeiras informações sobre massagem e sexo tântricos, você começa fazendo nele a massagem, mas depois ele fará em você também, procurando repetir o procedimento. Na massagem e no sexo tântricos, ambos são beneficiados de igual forma.

Durante a massagem, vocês se olham nos olhos o máximo de tempo possível. É importante ter intimidade, chegar à alma do outro. Vocês irão falar pouco e estarão concentrados nas sensações.

A respiração de ambos deve estar equiparada, inspirem

profundamente e expirem pela boca. Procurem fazer isso de maneira lenta e em sincronia um com o outro, o objetivo é que ambos atinjam a sintonia sexual, e ela começa pela sintonia respiratória; não há o menor problema com gemidos e suspiros, pelo contrário, é importante expressar suas sensações.

Na massagem tântrica você usa preferencialmente óleo corporal vegetal, mas também pode usar hidratante, e não jogue o produto no corpo do outro, de forma alguma; nenhum movimento deve causar tensão no parceiro. Geralmente hidratantes estão com temperatura mais baixa que a do corpo, portanto, coloque antes na sua mão um pouco do creme, esfregue-o entre as mãos e só então toque a pele do parceiro.

Vale também colocar o hidratante dentro de um pequeno pote de água morna, para que fique mais aquecido.

Posicione-se nua ao lado de seu parceiro, que inicialmente deverá estar deitado de bruços e igualmente nu, pois você irá iniciar a massagem nas costas dele. Inicie na cintura, com a palma das mãos, e suba em direção aos ombros, em movimentos suaves e circulares, e ao chegar aos ombros acaricie-os também de forma circular.

Caso ele esteja muito tenso devido ao trabalho e ao estresse diários, nesse caso vale a pena aplicar um pouco de vigor nas mãos, a fim de deixar a musculatura dele mais relaxada. No entanto, esse vigor é apenas no início, pois a massagem tântrica é feita de maneira suave, para ativar toda a superfície da pele, deixando-a sensível ao toque.

Além dos movimentos circulares nas costas, você também pode massagear a coluna dele, subindo em direção ao pescoço. Nesse caso, você poderá ficar sentada entre as pernas dele, ou posicionada na cintura, com suas pernas abertas. Evite pôr seu peso sobre o parceiro, portanto, não sente no bumbum dele. Procure fazer movimentos amplos, a ponto de estender as mãos para as laterais do corpo.

Não esqueça o pescoço, a nuca e a cabeça, que devem ser acariciados. Faça movimentos suaves com seus dedos, como se você estivesse passando xampu.

Depois você estende os braços do parceiro, deixando as palmas das mãos dele viradas para cima, e massageia os braços, principalmente a parte interna. Você pode partir do ombro e ir em direção ao antebraço, com movimentos circulares, descendo em direção à dobra interna do braço, daí em direção ao pulso e finalizar acariciando a palma das mãos, aproveitando para fazer carinho entre os dedos.

Repita diversas vezes esses movimentos circulares. Em seguida, vá para as pernas dele e comece pela panturrilha, subindo em direção às coxas. Continue fazendo movimentos circulares bem abrangentes, atingindo a parte interna das coxas e indo para a parte externa.

Depois você pode passar para os pés dele, apertando a planta do pé com um pouco mais de vigor e indo em direção aos dedos dos pés. Quando chegar aos dedinhos, faça carinho neles e puxe-os levemente para fora, a fim de relaxá-los.

Após essa primeira parte, você irá aplicar mais óleo corporal e iniciar o deslizamento das mãos sobre o corpo dele. Agora não serão mais movimentos circulatórios, mas movimentos de ir e vir. Peça a ele que se posicione de lado, pois você também irá deslizar s mãos pelas costelas dele, de um lado e depois do outro. Deslize suas mãos pelas pernas, subindo para as nádegas e indo em direção às costas e ombros, depois descendo pelos braços e mãos, até iniciar novamente a sequência.

Ao final dessa fase, você começará a dedilhar a pele dele suavemente, como se estivesse tocando piano; faça isso em todo o corpo dele. Quando você chega nessa fase, a pele dele está toda ativada e muito mais sensível.

Então, amiga, você poderá beijar todo o corpo dele, beijar os olhos, os braços, a barriga, o pênis, as costas, as mãos, e nesse momento você diz a ele quanto ele é importante para você, como você o ama, quanto você o admira, que ele é lindo, que o corpo dele a conforta, que você gosta muito dele, que está entregue a ele e que deseja que nesse momento ele se entregue a você também, diga a ele todas as coisas carinhosas que vierem à sua mente.

Entendeu por que sexo tântrico não pode ser com qualquer um? Nem com um homem que você ainda está conquistando, mas com quem você já tem intimidade e em quem confia.

Um homem comum não entenderia, não absorveria e não daria valor a essas declarações nem à segurança que você daria a ele no tantrismo. O homem precisa estar em outro nível para que você faça sexo tântrico com ele, e para isso ele deve lhe dar provas, por meio de sua conduta diária, de que se interessa por aquilo que vai além da matéria, além do que é carnal e físico.

Sexo tântrico é para homens e mulheres evoluídos.

Até porque no sexo tântrico você não está entregue a suas fantasias eróticas, não há sacanagem, nem pornografia, vocês estão entregues aos sentimentos. Sexo tântrico é para quem se ama e procura ascender a um plano mais espiritual, conectando-se à inteligência divina e superando o instinto animal.

Então, amiga linda, depois que se declara a ele, você diz que agora é hora de você receber a massagem tântrica. Peça a ele que faça em você tudo o que fez nele; no sexo tântrico não existe serviçal. Assim que ambos tiverem massageado um ao outro vocês se abraçam, se beijam e continuam se acariciando no corpo todo enquanto se declaram, incluindo também os genitais, mas sem se limitar de forma alguma a eles.

Então acontecerá a penetração, que deve ser lenta, e preferencialmente o homem deverá manter o pênis imóvel dentro de você, pois de início o orgasmo é evitado, para que se curta o máximo possível o momento juntos. No sexo tântrico, amiga linda, a mulher é endeusada, vista como deusa, e nenhuma palavra é dirigida a ela sem que sejam palavras de amor, de carinho, admiração e afeto.

Vocês podem fazer as posições que quiserem, desde que os movimentos sejam os mais lentos possíveis ou circulares. A mente faz sexo sem pensar em sacanagem e os pensamentos são elevados para a presença do outro e ao momento de entrega.

Muitas posições do Kama Sutra são usadas no sexo tântrico, mas não se preocupe, você não precisa segui-las à risca para vivenciar o sexo tântrico. Você poderá incluí-las, assim como outras opções das quais também goste, pois até mesmo o papai-mamãe no sexo tântrico produz outra sensação, mais intensa.

Vocês não têm hora para acabar; quando não aguentarem mais e estiverem cheios de desejo, então podem chegar ao orgasmo juntos, um avisando o outro de que o momento está chegando. Aproveitem o hiperorgasmo, que será revigorante e fortalecerá ainda mais a conexão entre vocês.

É no sexo tântrico que a energia sexual, que é a energia mais poderosa em nós, por ser a energia vital e da criação, é liberada. Essa energia é chamada kundalini, a qual se encontra adormecida na maioria das pessoas, na base da coluna, e é ativada através do sexo tântrico, desenrolando-se do chacra básico, que fica na base da coluna, próximo aos órgãos genitais, e indo em direção ao chacra da cabeça.

Essa energia, ao se desenrolar, se desbloqueia por completo e ativa a conexão com a inteligência divina, tornando a vida dos que a praticam melhor em todos os aspectos, pois a energia torna-se ativa por completo e a criatividade e a consciência universal se expandem.

As pessoas prosperam em todos os setores da vida com a liberação da kundalini. Outra forma de liberar essa energia é através da ioga.

Caso você pense que o sexo tântrico ainda é um estágio distante do que você pratica e que seu homem pode não absorver por completo a intenção, o que você pode fazer é criar um estágio intermediário entre a fase carnal e a fase espiritual.

Você pode, por exemplo, começar o encontro de vocês com a massagem tântrica e envolver seu parceiro também em erotismo, massageando o pênis a fim de excitá-lo, e então, com o passar do tempo, você vai guiando o sexo de vocês para uma prática mais espiritualista. Vá sentindo como ele se comporta e converse para saber como ele se sente.

Amiga, dentro de cada uma de nós há mil mulheres, pense se por acaso você não tem o dom de ser várias ao mesmo tempo, ou de ser uma diferente em cada lugar, conforme a situação pede. Você pode viver o sexo de diversas maneiras, não precisa adotar um estilo sexual único para a sua vida. Você pode viver o sexo carnal e o sexo tântrico, não precisa escolher entre um e outro.

Você pode ter sexo carnal com determinado homem na sua vida e com outro fazer sexo espiritual. Você pode ter os dois ao mesmo tempo; não precisa ser 8 ou 80. Você pode fazer sexo tântrico hoje e passar os próximos dez anos fazendo sexo carnal, e não há nada de errado com isso. Você vai pintar o seu quadro da maneira que quiser! Suas escolhas pertencem ao livre-arbítrio, na sua vida, é permitido experimentar e escolher.

No meu curso eu ensino exercícios fantásticos para você despertar a Deusa do Sexo que há em você, além de práticas sexuais mais elaboradas que fazem toda a diferença na vida sexual do casal.

É impossível colocar neste livro todo o conhecimento que tenho sobre prática sexual. O mais importante é entender a essência do sexo e de que forma você pode vivenciá-lo de forma positiva, libertando-se de todas as suas amarras emocionais. Eu tenho dicas maravilhosas para lhe passar, mas realmente preciso que você compreenda bem como se soltar na cama para então passar a um outro nível, que é executar a prática com técnica. Se você não compreender bem as bases do sexo, amiga linda, então você se tornará um robozinho, que segue um passo a passo sem saber bem por que faz isso. Este livro dedica-se a lhe dar toda a base para abrir sua mente e lhe mostrar outras possibilidades, esclarecendo as principais dúvidas. Se você está gostando deste livro, inscreva-se no meu curso, você vai assistir a vídeos e ouvir audioaulas explicando técnicas surpreendentes para deixar os homens loucos por você na hora do sexo, principalmente o pompoarismo, que é uma técnica milenar e que revoluciona a cama de qualquer casal que esteja enterrado na rotina. Ensino essa técnica através de vídeo e dou dicas para você obter resultados rápidos.

Surpresas e fantasias sexuais para enlouquecer um homem na cama

Antigamente se falava muito em fazer jantar romântico para os homens, em espalhar pétalas de rosas pela casa, cozinhar o prato de que ele mais gosta, vestir uma lingerie superousada, acender velas e fazer sexo com ele depois do jantar.

Amiga linda, a imensa maioria das mulheres que fez isso para um homem antes de estar se relacionando seriamente com ele apenas serviu de cozinheira, foi comida e esquecida.

Isso acontece porque, se o homem ainda não está apaixonado e ainda não tem certeza de que terá algo mais com você, a primeira coisa que passa pela mente dele quando você o recepciona com uma surpresa dessas é: "Essa mulher faz qualquer coisa por mim, ela está louca para me conquistar".

Amiga, já falamos bastante sobre isso quando conversamos sobre sedução, e, se você ainda não entendeu que no início de um processo de sedução você não se esforça e não deixa claro seu interesse, então vai continuar fazendo tudo errado.

Algumas mulheres insistem em fórmulas do passado e na repetição do que já fizeram, imaginando que não deu certo porque não era o cara certo. Amiga linda, com uma atitude serviçal você espanta até o cara certo.

Talvez alguma mulher me diga: "Mas a minha amiga fez um jantar especial, colocou flores sobre a cama, usou velas e agora está casada". Bem, o que eu digo é que ela fez isso em um momento em que o homem já havia decidido estar com ela e, portanto, a surpresa reforçou sua decisão.

Uma vez fui ao Paraná assistir à palestra de uma mulher sobre técnicas de sedução. Ela contou como preparar a noite dos sonhos de um homem, o que incluía lavar as mãos dele em uma bacia com flores assim que ele chegasse, incluía um jantar fenomenal, um caminho decorado até a cama, uma noite quente de sexo, e no outro dia ele a pede em casamento. A plateia toda diz "óóóóóóó", no entanto, há todo um percurso por trás disso, todo um contexto que precisa ser analisado. Um homem não sobe ao altar com uma mulher por causa de uma noite especial cercada de pétalas de flores.

Não existe fórmula mágica, não existe uma frase pronta, uma posição sexual mágica ou uma surpresa que fará o homem enlouquecer por você, o que existe é uma maneira de proceder e refletir.

O que mais está por trás disso tudo é o seu bom senso, sua sensibilidade e o conhecimento que já tem de como funciona a mente dos homens e o que os mantém atraídos. Além do mais, você precisa ser inteligente, amiga linda: por que daria um belo osso a um cachorro que está tendo mau comportamento? Você acha que quando faz isso o cachorro pensa "aaah, então vou me comportar melhor da próxima vez"?

Se ele ganha sem merecer, estará sempre esperando receber mais sem ter de fazer nada. E é isso que você quer evitar, certo? Até mesmo porque, no futuro, se você tiver todos esses cuidados em suprir o homem na tentativa de fazer com que

ele passe a ter consideração por você, provavelmente algum dia você estará me enviando um e-mail reclamando que ele não faz nada pela relação, que é sempre você que toma as rédeas e se preocupa e que ele não valoriza seus esforços.
No entanto, amiga linda, quem iniciou essa relação já se desvalorizando foi você.

Amiga linda, vou falar o português claro: se um homem não faz nada por você, ele não pode nem deitar na sua cama, que dirá receber uma surpresa sexual. Você precisa ter essa mentalidade. A sua vontade de se doar e de ter um relacionamento não pode ser maior do que seu amor-próprio, isso é o que difere uma mulher poderosa de uma mulher comum e que vive frustrada nos relacionamentos.

Se você capricha na surpresa e ele ainda não está na sua, todo o seu esforço vai servir para inflar o ego do homem, para ele ter certeza de que você o considera muito importante e para ter o que contar aos amigos.

Se ele estiver interessado de verdade em você e a vir como uma mulher de valor, ele não vai contar aos outros a surpresa que você fez e as aventuras sexuais dos dois; no máximo, para o melhor amigo. Até porque ele não quer que outros homens se interessem por você. Mas se ele não tiver sentimentos, admiração nem consideração por você, ele vai contar e ainda vai rir do que você fez.

Quando é hora de presenteá-lo com uma surpresa de sexo? Quando ele tiver abdicado de algo importante por você. Como, por exemplo, deixar de ir ao futebol para levá-la para aquela entrevista de emprego, por exemplo. Ou deixar de viajar no fim de semana com os amigos para cuidar de você quando estava doente.

E você não precisa dizer a ele com todas as letras que realizou uma fantasia com ele ou que fez uma surpresa sexual só porque ele agiu de determinada forma. Saiba que ele entende isso claramente, ainda mais que nosso cérebro faz associações sem que tenhamos de raciocinar sobre isso.

E não interprete realizar fantasias como sendo uma atitude de submissão; se você fizer na hora certa, não será. Se você fizer antecipadamente, será, sim. Vou lhe contar uma estratégia da Cleópatra: ela mantinha a mente dos homens presa em todas as aventuras sexuais que pudessem agradá-los, ela era um poço de realização de fantasia, das mais quentes orgias.

Cleópatra foi educada no Templo de Ísis e aprendeu toda a arte do sexo e da sedução. Ela tinha uma estratégia de conquista, ela era uma Top Seduction, totalmente espetacular. E digo espetacular no sentido de que quando entrava em cena ela dava um show, suas aparições eram como espetáculos. Ela cuidava de todos os detalhes possíveis quanto às suas roupas, quanto ao ambiente, quanto às suas joias, e oferecia as surpresas mais alucinantes. As surpresas sexuais de Cleópatra eram faraônicas e levavam o homem que ela queria seduzir a uma viagem fantasiosa, longe da sua realidade pesada do dia a dia. Depois, ela sumia. E só voltava a aparecer quando queria e com uma surpresa inovadora. Os homens ficavam eufóricos e ansiosos pelo próximo encontro. Esses presentes sexuais de Cleópatra não eram dados de bandeja, eram poucos os escolhidos.

Claro que praticar da mesma forma que ela foge à nossa realidade do dia a dia, afinal, você tem uma vida em comum com seu marido, ou com seu namorado, ou, se não tem namorado e pretende ter, obviamente irá querer passar tempo com ele, e o que você pode aproveitar da estratégia dela é justamente a de não oferecer de bandeja sua surpresa sexual, nem fazê-la de maneira rotineira, e, quando fizer, que sua surpresa seja inesquecível e o deixe na expectativa de que possam vir outras. Porque isso prende a atenção e a mente do homem.

Sabe o que faz uma surpresa sexual ou uma fantasia ser inesquecível? O grau de ousadia dela. Amiga linda, para você marcar um homem a ousadia deve existir. Esqueça o encontro mágico em que você acha que tudo vai fluir de forma natural e que o papai e mamãe que vocês vão fazer será de tanto tesão que se tornará marcado na mente dele para todo o sempre.

Sim, claro, a química natural que vocês têm um pelo outro ajuda muito, quando a química é boa o papai e mamãe fica fantástico. No entanto, se você quer um relacionamento de longo tempo com esse homem com quem você já tem uma química legal, o papai e mamãe com o tempo vai se tornar uma rotina e será necessário algo a mais.

Para uma sedução existir e ter sucesso, há por trás a estratégia e a coragem. Sim, coragem de pôr em prática e de tentar, de encarar o possível "não" e o fracasso. Mulheres sem coragem não são mulheres sedutoras. E para ter coragem basta começar a fazer, nem que seja pelas atitudes mais leves e menos ousadas e então, a cada dia, você vai ganhando mais confiança, até olhar para trás e ver que deu passos enormes e faz muitas coisas que meses atrás nem sonhava que um dia faria. Nossa ousadia, amiga linda, assim como nosso interesse sexual, é gradativa e não tem volta.

Eu tenho um livro muito interessante, chamado 100 surpresas de sexo, e nele eu dou 100 ideias para você fazer com o homem em momentos especiais e que vão desde surpresas leves até aquelas bem ousadas. Muitas surpresas que o livro traz são inovadoras, você nunca ouviu falar, então, você não corre o risco de fazer com ele o que outra talvez tenha feito. O fato de você ser um modelo único na vida dele conta muito sobre o fato de ele valorizá-la, não esquecê-la e querer ficar com você. Quem não gosta de raridade?

E agora vamos conversar sobre exemplos do que você pode fazer para um homem, lembrando que no livro que citei você encontra muito mais.

É claro que você pode e deve inovar em cima do que eu sugiro, assim você dá seu toque especial. E, amiga linda, é importante, aliás, você refletir e não tentar ir apenas pelo esquema montado, sinta o homem e veja se a fantasia é adequada a ele e como é a melhor forma de se comportar com ele depois que a fantasia termina. E não fique achando que porque ele amou a surpresa seu trabalho de sedução está concluído, porque você terá de seduzir esse homem até o último dia de sua vida. Um problema sério das mulheres é que muitas acreditam que ao terem garantias da aliança no dedo ou ao verem o homem acomodado terão o amor dele para sempre. Se vocês estiverem com 70 anos de idade, e tiverem passado 40 anos juntos, você ainda deveria seduzir esse homem para que o desejo e o fascínio dele por você continuem para sempre. Há homens que são obcecados por suas esposas e isso não acontece de graça; por mais que ela afirme que é natural, pode apostar, faz parte da estratégia dela fingir que é natural, mas existe uma boa dose de sexo por trás, de manipulação mental saudável e de jogos de estica e puxa, além de cumplicidade.

Se você é do tipo de mulher envergonhada e não tem muita ousadia, comece por esta surpresa leve:

Surpresa 1
Compre uma calcinha vermelha, pequena, bem ousada, aplique aquele perfume marcante das suas noites de sexo, desfile para ele com a calcinha, faça sexo com ele usando a calcinha, puxe-a para o lado para que o pênis possa entrar sem que você a tire do corpo inicialmente, depois pode tirar – a intenção é de que a calcinha fique marcada na memória dele. No outro dia, coloque a calcinha em um envelope e envie a ele pelo correio. Escreva a seguinte frase em um bilhete e coloque junto com a calcinha: "Você deveria entregar a calcinha à dona...". Quando ele entregar a calcinha, vista-a e faça sexo novamente com ele usando-a. Se vocês não moram juntos, dê a calcinha de presente a ele no final do encontro, diga que é para ele guardá-la como recordação.

Amiga, isso é o que há de mais leve; se você não ousar, não vai se tornar a mulher que deseja ser, inesquecível, Deusa do Sexo e sedutora. Você quer esse homem louco por você e morrendo de medo de perdê-la? Então vamos prender esse homem pelo sexo. Como já falamos, a sedução é tudo e o sexo fecha a conquista com chave de ouro!

Surpresa 2

Outra surpresa leve que você pode fazer é deixar as suas roupas espalhadas pela casa, formando uma trilha até o quarto. Ao chegar em casa, com toda a certeza ele irá seguir a trilha e será surpreendido por você nua, de pernas abertas para ele e se masturbando ao som de músicas que combinam bastante com a cena que ele irá ver. Tenho as sugestões de músicas tanto para strip tease como para esse momento no curso Mulher Magnética: 30 dias para transformar sua vida.

Rompa a timidez, amiga linda, essa é uma das cenas mais lindas e excitantes que um homem pode ver. Se você for muito tímida, deixe o quarto à meia-luz ou coloque velas espalhadas pelo ambiente, criando um clima supersensual. Diga para ele se sentar na cama e lhe assistir sem tocá-la. Depois do seu orgasmo convide-o para participar, masturbe-o com suas mãos e, se você sentir vontade, faça sexo com ele.

Surpresa 3

Outra surpresa leve que você pode fazer é deixar que ele a surpreenda pintando as unhas das mãos de vermelho no meio da sala, nua e de quatro, como se fosse a situação mais comum da sua vida. Ele deve ser surpreendido por essa cena. Preferencialmente fique com o bumbum virado para a porta por onde ele irá entrar e então diga: "Está quente hoje, não?". Amiga, se você não tiver terminado de pintar as unhas, com toda a certeza não conseguirá mesmo finalizar, porque esse homem vai ficar louco com a cena!

Surpresa 4

Algo simples mas bastante erótico é comer uma banana de forma sensual, como se você estivesse fazendo sexo oral. Brinque com a pontinha da banana que entra e sai da sua boca antes de mordê-la. Você pode fazer isso no café da manhã, ou enquanto se prepara para ir à academia e ele está olhando você.

Ter pequenas posturas eróticas durante o dia faz com que um homem se interesse mais por você e instigue seus pensamentos em relação a você durante o dia, imaginando até onde você chegaria no sexo e se por acaso você tem a mente erótica ou se age por ingenuidade. Criar essas dúvidas em um homem é interessante. Isso não chega a ser uma surpresa de sexo, mas é uma dica para apimentar de maneira bastante leve a relação de vocês, porque qualquer conotação sexual gera estímulos mentais em um homem.

Surpresa 5

Amiga linda, você também pode fazer uma dança sensual para ele usando velas quentes que derretem e que não queimam a pele. Essa vela você encontra no site www.lojamulhermagnetica.com.br, e não se preocupe, ela é preparada para não queimar nadinha. Ele ficará impressionado, porque não sabe que a vela é especial, cuja cera derretida não queima, e você vai dançando e espalhando o líquido da vela derretida no seu próprio corpo. E não se preocupe em fazer uma coreografia elaborada, porque não é preciso, o maior efeito está justamente na cera pingando no seu corpo enquanto você demonstra sentir prazer. Escolha uma música mais lenta para esse momento. Para deixar o ambiente superexcitante você deixa o quarto com quase nada de claridade e já sai do seu banheiro totalmente nua. Pingue a cera derretida sobre seus seios, sobre seu umbigo, sobre suas pernas e com a outra mão vá espalhando pelo seu corpo todo. Ao final coloque cera derretida sobre o clitóris e masturbe-se para ele ver. Peça para ele segurar a vela e espalhar pelo seu corpo enquanto você se toca.

Surpresa 6

Surpreenda-o na hora do sexo, amiga linda: coloque um vibrador escondido debaixo do seu travesseiro. Deixe que ele o encontre, e assim que ele vir o vibrador insinue que é com esse objeto que você o trai, diga que faz isso todas as noites na ausência dele, ou de dia, enquanto ele trabalha. Comece a falar no seu ouvido, enquanto ele a penetra, sobre os orgasmos que você costuma ter sozinha, pergunte se ele gostaria de vê-la usando o vibrador. Enquanto ele a penetra, pegue o vibrador e simule sexo oral com ele, a visão que ele terá será muito excitante e inesquecível. Você também pode colocá-lo deitado na cama e fazer sexo oral nele, de repente pare com o sexo oral e encoste o vibrador ligado na potência máxima exatamente no freio do prepúcio, enquanto passa sua língua pela glande ou mordisca os mamilos dele. Amiga, ele irá finalizar rapidíssimo e irá amar, porque nunca experimentou algo tão excitante e frenético.

Enquanto você coloca o vibrador sobre o pênis dele fale pornografias e estimule-o a dizer que você é a mulher melhor de cama que ele já conheceu, faça-o dizer isso porque no momento de excitação o subconsciente dele está mais aflorado e essas afirmações entram mais fácil nele. Pergunte se ele está excitado, e assim que ele responder afirme que ele tem muita sorte de poder ir para cama com você e que você vai dar os maiores prazeres no sexo para ele.

E, amiga linda, crie o hábito de passar a mão nele em momentos que não têm nada a ver com sexo, como uma ida ao shopping, por exemplo: vire-se para ele na escada rolante para beijá-lo e acaricie seu pênis discretamente sobre a calça, não se preocupe, o corrimão da escada rolante não vai deixar que outras pessoas vejam que você o está acariciando.

Surpresa 7

Quando estiverem viajando de carro, diga que você sente muito calor, então tire suas calças, depois tire a calcinha, abra as pernas e direcione o vento do ar-condicionado para o meio delas. Então tire sua blusa e seu sutiã, fique completamente nua durante a viagem, deite o banco do motorista para que ninguém a veja sem roupa do lado de fora do carro e permaneça assim até chegarem ao destino – embora eu pense que ele irá encontrar algum lugar para fazer um pit stop!

Surpresa 8

Quando estiverem em um jantar entre amigos ou em uma festa, mesmo sentada ao lado dele ou conversando com suas amigas em um grupo próximo, mande uma mensagem de texto para ele, inesperada e obscena, dizendo que se pudesse você estaria chupando o pau dele naquele momento. Convide-o para irem até o banheiro, ou ao terraço, quem sabe à garagem ou qualquer lugar naquele momento em que consigam ter alguns minutos em privacidade, sob a expectativa de não serem apanhados; então, amiga, faça sexo oral nele usando as técnicas que vou lhe ensinar mais adiante para fazê-lo finalizar rapidamente. O grande barato é fazer sexo em um lugar onde há outras pessoas que não vão perceber que vocês fizeram.

Essas dicas já ajudam você a incrementar o seu dia a dia. Outras surpresas mais elaboradas eu reservei às alunas do curso Mulher Magnética, pelos motivos que já lhe disse antes: os melhores segredos precisam ser para poucas, porque se todas as mulheres aplicarem as mesmas surpresas, isso tudo se tornará muito comum, e o que você deseja, com certeza, é ser especial para o seu homem, para que ele passe momentos únicos com você e que não tenha experimentado com outras mulheres.

Mas há dicas importantes que eu gostaria de lhe dar e que fazem toda a diferença na hora da cama. São dicas sobre sexo anal e sexo oral, duas práticas sobre as quais nós não poderíamos deixar de conversar.

Sexo oral

Preste bem atenção no que vou falar: homens gostam muito de oral. As garotas de programa são *experts*, e os travestis mais ainda, por isso eles contratam tanto esses profissionais. As dicas que vou lhe repassar são as que eu uso para enlouquecer um homem, junto com as de outras mulheres que atualmente são profissionais do sexo e com as dicas dos travestis também, ou seja, é um sexo oral fantástico esse que agora vou ensinar, para deixar qualquer homem de quatro por você.

Use estas dicas a seu favor, quero que você saiba enlouquecer um homem na cama como ninguém. Não há homem que não goste de receber sexo oral, até hoje não conheci nenhum. A língua e a boca têm a temperatura e a umidade ideais para tornar essa carícia extremamente excitante.

Por incrível que pareça, não é o sexo anal o campeão do ranking das preferências sexuais masculinas. Nada disso! O vencedor é o sexo oral. Sexo anal é como um complemento, mas sexo oral é fundamental. Para praticamente todos os homens essa prática será sempre muito importante, ou seja, sexo oral não pode faltar na hora da transa.

E, acredite, há muitas mulheres que não fazem, e um homem que se relaciona com uma mulher que não pratica sexo oral é um homem frustrado. Você não conseguirá enlouquecer um homem se não praticar muito bem oral nele. E um homem enlouquecido é um homem seduzido. E um homem seduzido é capaz de qualquer coisa por você. E o que você quer é ter poder sobre ele, não é mesmo? É por isso que você está lendo este livro. Então torne-se mestra na arte do sexo oral, porque toda Deusa do Sexo sabe fazer maravilhosamente bem!

Siga estas dicas que estou lhe dando agora, pois elas vão fazer toda a diferença na sua cama.

Dica 1

A primeira grande dica é manter a boca e a língua bem umedecidas. Como a glande é uma região bastante sensível, é preciso diminuir o atrito seco, e a saliva ajuda a tornar o toque mais excitante, pois desliza melhor.

Primeiro você começa pela fala, dizendo o quanto gosta e sente prazer em fazer oral no seu parceiro e tudo aquilo que já expliquei nas páginas anteriores. Os elogios direcionados ao pênis dão muito tesão a um homem. Ele precisa saber por palavras e por atitudes que o pênis dele lhe agrada. Isso faz um bem enorme para o homem e ele mostra melhor desempenho sexual ao sentir-se aprovado e desejado.

Dica 2

Aproveite enquanto fala e acaricie os testículos dele, um de cada vez. Se ele for depilado nessa região, coloque um dos testículos na boca e brinque delicadamente com ele usando sua língua. Depois é a vez do outro lado. Acredite, ele vai adorar toda essa sua intimidade com ele sem "pedir licença"! Seja delicada ao colocar o testículo na boca, lembre-se de que é uma região sensível. Se ele não for depilado, esqueça, há certas coisas a que você não precisa se submeter. Caso você já tenha um relacionamento com esse homem, incentive-o a se depilar. Se ele não quiser usar cera quente ou raspar os pelos com gilete, está valendo passar a máquina na programação 1 para aparar bem os pelos (questão de higiene) ou então cortar tudo com uma tesourinha bem rente à pele.

Dica 3

Depois de elogiar seu homem e acariciar os testículos, segure com vontade o pênis, não como quem tem medo, mas com firmeza, com maestria. Lembre-se, é você que está no comando.

Dica 4

Segurou? Então é hora de pôr em prática o oral. Comece pela glande, com a boca bem úmida, envolvendo-a por inteiro. Nessa hora deixe a língua flácida, bem mole, e faça movimentos circulares com a glande em sua boca e também com a língua em torno da glande enquanto ela está dentro da sua boca. Sexo oral não é só colocar e tirar o pênis da boca. Sexo oral é a arte de excitar o pênis por meio de carícias provocantes feitas com a sua boca; detenha-se nesse conceito que assim você irá muito bem.

Dica 5

Depois experimente abrir a boca, deixar o pênis apenas encostado nos seus lábios e passar a língua ao redor do pênis, movimentado somente a língua. Você também pode fechar os lábios, fazendo um biquinho, e esfregar a glande neles, como se estivesse borrando o batom.

Dica 6

Segure o pênis com uma das mãos, olhe provocantemente para ele e bata com o pênis em seu rosto. Se você já viu filme pornô, com certeza deve se lembrar dessa cena. Para não se machucar, direcione o movimento à sua mandíbula, pois é um osso e você praticamente não irá sentir nada. Diga a ele: "Que surra gostosa que estou levando"! E sorria.

Dica 7

Brinque com a glande na boca, passe a língua no freio do prepúcio. Deixe a língua mole e acaricie a região com ela. Mantenha-se por um tempo nesse local, com movimentos circulares e lentos. Provavelmente você verá seu parceiro respirando fundo para não ter um orgasmo imediato. Nesse momento, solte o pênis e apoie as mãos na cama. Você agora irá manter o pênis dentro da sua boca, sem segurá-lo com as mãos

- você praticamente fará miniflexões enquanto leva o pênis para dentro da boca e o retira até a altura da glande. Permaneça assim por algum tempo. Depois mantenha apenas a glande em movimentos circulares de entrar e sair da sua boca.

Dica 8
Seria bom se você intercalasse os movimentos de penetração superficial do pênis em sua boca com algumas investidas mais profundas. Eu sei que é mais complicado, o pênis toca a sua epiglote quando você vai mais fundo e você sente ânsia nesse momento, mas, se você colocar a língua no fundo da boca, impedindo o pênis de tocar a epiglote, você dará muito prazer a ele e não sentirá ânsia. Não é necessário fazer inúmeras investidas profundas consecutivas, se você as intercalar com penetrações superficiais na boca já será ótimo.

Dica 9
Você vai precisar se coordenar, porque o ideal em um sexo oral enlouquecedor é que tudo se movimente, tanto a boca como a língua, e até mesmo as mãos. Portanto, mesmo que a boca esteja fazendo movimentos de ir e vir, sua língua poderá estar fazendo movimentos circulares na glande dentro da sua boca.

Dica 10
Saiba que com o passar do tempo você fará isso tudo com muita maestria, será como dirigir – você muda a marcha automaticamente, sem ficar pensando, apenas segue seu *feeling*. E quando isso acontecer saiba que estará expert em sexo oral.

Dica 11
Há ainda mais uma variação superprazerosa e um tanto acrobática no aspecto coordenação motora para você fazer em um delicioso sexo oral: enquanto sua boca faz movimentos de vaivém, a sua língua faz movimentos circulares e a sua mão

passará a acompanhar o movimento de ir e vir da boca para cima e para baixo, não esquecendo, é claro, que o seu polegar irá tocar nesse momento o freio do prepúcio assim que sua boca der espaço a ele. Sim, é possível realizar essas manobras facilmente, nada que treinando você não consiga.

Dica 12
Para deixar tudo isso mais excitante, veja só o que você ainda pode fazer. Coloque seus cotovelos na cama, afastados um do outro, segure o pênis com a mão e fique de quatro. Nessa posição ele verá você fazendo sexo oral nele à sua frente e verá também toda a curvatura do seu bumbum. Para que isso seja possível, deixe seus ombros menos elevados e arqueie bem o quadril. A visão que ele terá será extremamente excitante, ele vai ficar louco!

Dica 13
Há um espelho atrás de você? Perfeito! Ele vai amar ter toda a visão que você tem a lhe oferecer.

Dica 14
Vamos deixar tudo isso mais interessante ainda? Com uma das mãos você segura o pênis dele para ajudar na masturbação simultânea com o oral, e com a outra você o acaricia logo acima do púbis, com movimentos circulares até a altura do umbigo. Pouquíssimas mulheres sabem, mas essa é uma região muito erógena para o homem. Experimente e depois vá ao fórum do nosso site para contar, vamos manter contato ainda, ok, amiga?

Dica 15
Outra variação que você pode fazer é, assim que executar essa última manobra, você se vira de costas, com o bumbum voltado para o parceiro, e continua fazendo sexo oral nele. Assim ele pode olhar e tocar as suas partes íntimas. E, caso ele

tenha vontade de fazer a posição conhecida como "69", ele irá puxar você para ele a fim de beijar também suas partes íntimas.

Dica 16
Se você gosta de sexo oral, e acredito que sim, não resista. Não crie aquele mecanismo psicológico de resistência a sexo ou a determinadas posições por receio do que ele vá pensar de você, pois ambos estão ali entregues ao prazer.

Dica 17
Um homem raramente faz em cima da cama aquilo que não quer, se ele resolveu iniciar um "69", então saiba que ele gosta disso, e que bom! Sinal de que ele não é egoísta e retribui. Quem tem o péssimo costume de fazer o que não quer em cima da cama são, infelizmente, as mulheres.

Dica 18
Se o "69" começar, entre na brincadeira. Essa é uma posição de muita intimidade, mas depois que vocês dois foram parar nus em cima da mesma cama, já estão em uma situação íntima, portanto, timidez aqui não deve existir.

Dica 19
Uma dica importante: caso o homem tenha alguma dificuldade fisiológica ou psicológica de ereção, faça o seguinte: durante o oral, com uma das mãos você segura a base do pênis e estrangula o corpo do pênis nessa região, entre os testículos e o início do corpo peniano, como se você estivesse enforcando a base do pênis. Dessa forma, diminui o retorno de sangue, o pênis ficará mais intumescido e, consequentemente, mais ereto. Faz-se com a mão o que o anel peniano faria nessa região. Isto é um anel peniano tradicional, que homens com dificuldade de ereção usam nas relações sexuais. Eles o colocam em torno do pênis antes de ficar ereto, bem na base do membro.

Há alguns anéis penianos que possuem vibração, assim, ao mesmo tempo em que ajudam na ereção também estimulam o clitóris da mulher quando o casal está, por exemplo, na posição papai-mamãe.

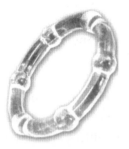

Dica 20
Não esqueça que a base do pênis também deve ser explorada por sua língua, e, apesar de a parte mais erógena do pênis ser o freio, você também pode sugar a região da virilha; nela a sua língua poderá fazer movimentos circulatórios.

Dica 21
Experts no sexo oral abusam dos movimentos repetitivos, fazendo inicialmente um oral devagar, carinhoso e delicado e depois acelerando os movimentos e sugando com mais intensidade enquanto mantêm o ritmo.

Dica 22
Observe as reações do homem que está com você, é muito importante o seu *feeling* na hora, pois assim você vai percebendo o que lhe agrada mais ou não.

Dica 23
Importante: não roce seus dentes no pênis, a sensação é bem desagradável. Tente usar muito mais os lábios, e quanto mais moles eles estiverem, melhor. A boca tem de ser um órgão acolhedor, então o oral será muito bem-vindo. Uma boca e

uma língua rígidas não são muito convidativas, isso será usado apenas para algumas intercalações.

Dica 24
Amiga, não deixe que a sua saliva escorra pelo pênis, mas mantenha sempre a umidade da boca e sua língua molhada, ok? Isso é bem importante.

Dica 25
Para aumentar a força do orgasmo, faz-se com que o momento dure o maior tempo possível, mudando de ritmo quando o homem estiver a ponto de ejacular. Dessa maneira é possível "controlar" a hora em que o homem irá finalizar. Mudanças frequentes no movimento costumam retardar a ejaculação, assim como movimentos repetitivos e vigorosos aceleram o processo.

Dica 26
Para prolongar mais o prazer e a excitação dele, pare os movimentos segundos antes dele finalizar. Depois você recomeça tudo, só que de maneira bem lenta. Faça esse homem quase chegar ao paraíso, lindona, e depois ter de voltar a si e novamente quase chegar. Isso irá enlouquecê-lo. Retardando a ejaculação, o orgasmo poderá atingir o seu pico de potência; esse é um dos princípios do tantrismo.

Dica 27
A ideia inicial é fazer um oral nele para deixá-lo maluco e logo após partirem para a penetração, correto? Mas haverá situações em que vocês poderão apenas trocar carícias orais, sem que mais nada aconteça, então, nesses dias o orgasmo dele será finalizado com oral. Agora você deve estar aí se perguntando: eu o deixo gozar na minha boca? Retiro o pênis da boca? E se eu me afogar? Engulo? Ai, ai...

Bem, tudo dependerá de você, daquilo que lhe agrada. Vou lhe dar as opções, ok? Se não quiser receber esperma na sua boca, você pode continuar a praticar o sexo oral até os últimos segundos e, quando perceber que o pênis está latejando e intumescendo mais ainda repentinamente, retire seus lábios e continue os movimentos de ir e vir com a mão, a fim de masturbá-lo para que seu orgasmo não se perca.

Dica 28

Vou lhe ensinar um truque das profissionais do sexo para o homem ter a impressão de estar ejaculando na sua boca sem que você receba o esperma. Você pratica o sexo oral até aqueles poucos segundos que antecedem o orgasmo, certo? Assim que sentir que ele vai gozar, você retira sua boca da glande, porém, com a língua rígida, continue acariciando o freio do prepúcio e, com a mão, você direciona o jato do gozo em direção ao umbigo dele, inclinando levemente o pênis para trás, dessa forma nenhuma gota irá cair em você e ele continuará gozando e sendo acariciado no ponto do pênis onde mais sente prazer.

Dica 29

Você pode disfarçar mais ainda nessa modalidade: enquanto está com a língua no freio do prepúcio, bem estendida e rija, masturbe-o até a altura do prepúcio com uma das mãos, assim você intensifica as carícias para dar mais prazer ainda a ele e aproveita a oportunidade para direcionar melhor o jato do gozo.

Dica 30

Agora, o que você também pode fazer é deixá-lo ejacular na sua boca sem que você mantenha o líquido nela e sem parar o sexo oral no momento do orgasmo dele. Você fará isso da seguinte forma: enquanto pratica o oral, passe a masturbá-lo, da forma como ensinei anteriormente, então, no momento exato do orgasmo você continua a praticar o oral, porém deixa seus lábios semiabertos, a fim de que o esperma escorra para fora da boca pelas laterais. Você pode inclusive subir com os lábios até a ponta do pênis, expulsar da boca o esperma e descer novamente em direção à base do membro, comprimindo bastante seus lábios nas laterais e empurrando o esperma depositado ali para baixo; você pode inclusive auxiliar no procedimento com sua mão. E sem problema algum se ele ficar todo lambuzado em torno do pênis nessa hora, porque o melhor momento ele já teve.

Dica 31

Depois, mais uma alternativa seria a de deixá-lo ejacular na sua boca e você manter o líquido nela. Para isso basta permanecer com seus lábios na altura do freio do prepúcio, colocar a língua para trás, fechando o canal de acesso à garganta, e continuar masturbando-o com a mão. Assim que ele terminar, retire sua boca – e não faça cara de repulsa –, levante-se, vá até o banheiro na maior classe, cuspa o esperma na pia e lave sua boca com água. Cuspir de lado com cara de nojo na frente dele é deselegante.

Aja como se fosse lindo ver o esperma dele saindo, como se aquilo lhe causasse muito tesão e você admirasse todo aquele líquido. Diga em algum momento com todas as letras: "Acho tão maravilhoso ver um homem gozando para mim e toda essa porra saindo do pênis".

Amiga, cá entre nós, o que há de lindo nisso? Se ao menos saíssem borboletas coloridas em vez de esperma, a gente até acharia bonito, não é mesmo? Mas o fato é que, embora não seja verdade, essa é uma mentira que os homens aceitam ouvir e adoram, tanto quanto você sabe que não é a mulher mais linda do mundo, mas aceita ouvir isso de bom grado da parte dele. E se isso contribui para o relacionamento sexual, amiga, então diga, porque diplomacia é importante entre as pessoas e ninguém jamais deve dizer absolutamente tudo o que pensa a respeito do outro, afinal, isso não seria nada inteligente.

E A DEUSA DO SEXO é uma mulher acima de tudo inteligente, capaz de entender a natureza masculina, tirar proveito do conhecimento e se comportar conforme o figurino. Não encare isso como cinismo, mas sim como tempero picante e delicioso na conexão sexual entre vocês.

E, se em dado momento você tiver vontade e uma intimidade maior ainda com ele, engula o esperma. Não, você não é obrigada a fazer isso, isso não é 100% necessário para você ser considerada a DEUSA DO SEXO por ele, mas, se fizer, será um complemento supremo.

Uma boa dica também é a de tocar o períneo do seu parceiro, fazendo-lhe carinho, deslizando os dedos em vaivém enquanto faz um delicioso oral nele. Quando ele estiver para gozar, então você pressiona o períneo com a ponta dos dedos para dar-lhe mais prazer – e não utilize as unhas.

Dica 32

Intercale o sexo oral com beijos de língua no seu parceiro. Isso o excita. Por mais que lhe soe como um pensamento homossexual no homem, o fato de ele beijar uma boca com "vestígios" do pênis é estimulante para ele, e nada tem a ver com homossexualidade, ok? Mas o fato é que o homem acaba nesse momento tendo a sensação de um beijo que ele dá no seu próprio pênis, por tabela. Portanto, faça oral nele e em dado momento vá até sua boca e lhe dê um profundo beijo de língua, volte ao pênis e retorne à boca dele novamente.

Dica 33

Homens gostam de ver expressões de desejo no rosto de quem os acaricia com oral. Portanto, use aquelas dicas que lhe dei antes sobre o olhar. Sexy, ousado, sacana e safado, assim será seu olhar e o seu sorriso também.

Dica 34

Para causar arrepios no homem, você pode estar com Halls preto na boca enquanto o oral é feito, mas não ponha a bala inteira, porque será muita coisa dentro da sua boca para coordenar: você terá que sugar, movimentar a língua e ainda por cima não deixar a bala cair. Outra variação seria usar balas Valda light, que são menores e sem açúcar, bem como pedrinhas de gelo; ambas causam sensações térmicas incomuns, que costumam agradar os homens. Experimente também bebidas gaseificadas como refrigerante, champanhe, frisantes e cerveja na sua boca enquanto faz um oral. Sirva bebida aos dois, propondo um brinde, então, assim que você tomar o segundo gole, não engula, mas leve sua boca contendo o líquido até o pênis e pratique o oral. Para o líquido não vazar pelos lados, abra delicadamente a boca no ápice da glande e logo a seguir esprema seus lábios pelas laterais enquanto desce. É possível, sim, fazer um oral sem deixar a bebida escorrer, mesmo com sua boca voltada para baixo.

Dica 35

Aproveito para lhe comunicar que bebidas alcoólicas têm influência direta sobre a ereção. Bebidas destiladas como vodca, uísque e cachaça tendem a enrijecer mais o pênis e fazer com que o homem demore mais para chegar ao orgasmo. Já as bebidas fermentadas, como vinho e cerveja, fazem o inverso, atrapalham na rigidez do pênis, fazendo até com que o homem perca sua capacidade de ereção.

Logo, se você for antes a um *lounge* com ele e pretende transar, observe o que ele está bebendo, incentive-o a tomar água, e, se ele estiver bêbado, vale a pena deixar para outra ocasião esse primeiro encontro, afinal, você quer que ele se lembre de tudo, não é mesmo?

Dica 36

Talvez você tenha uma dúvida: e se no momento do sexo oral você sentir que ele não tem um cheiro muito agradável, mesmo que tenha tomado banho, o que você faz? Você simplesmente para tudo. Diz a ele que não está sentindo um cheiro agradável e que isso não é normal, que ele pode estar com algum problema que não chega a ser grave, como um fungo, por exemplo, e que você prefere que façam em outra oportunidade. Indique a ele um urologista. Se o cheiro forte for proveniente de pelos suados, oriente-o a aparar seus pelos pubianos sempre, a lavar o pênis e logo em seguida secá-lo bem com uma toalha ou com secador de cabelo, o que é melhor ainda, porque a umidade da glande recolhida sob o prepúcio favorece a proliferação de bactérias.

A DEUSA DO AMOR E DO SEXO tem atitude na cama. E um homem que não tem cuidados com sua higiene é um homem que não a merece.

Sexo anal

A maioria das mulheres não faz de jeito nenhum! Com as dicas que vou lhe dar você não vai mais sentir dor, fará de maneira super-higiênica e ainda vai ter orgasmos! Vamos lá?

PASSO 1

Você vai fazer sexo anal com preservativo em 100% das relações. Não há outra opção saudável, pois o ânus é uma região contaminada e o homem pode facilmente pegar uma infecção urinária se não se proteger. E, a partir do momento em que o pênis penetrar o ânus, ele não deve de forma alguma retornar à vagina, a não ser que o preservativo seja trocado ou retirado (no caso de casais monogâmicos em relação estável), pois a vagina não possui capacidade de combater as bactérias, portanto, uma infecção vai se instalar, com certeza.

PASSO 2

Procure ficar em uma posição em que o pênis, ao entrar, esteja em um ângulo de 90° em relação ao seu corpo. Pode ser de quatro ou de lado, a mulher escolhe a posição em que se sentirá melhor. É importante salientar que o ângulo de 90° é apropriado para a penetração inicial, mas depois da penetração ele é ajustado conforme o corpo de cada uma, portanto, variações para cima ou para baixo são indicadas também, desde que sejam confortáveis. Quem vai determinar o ângulo é sempre quem recebe e, portanto, a pessoa deve testar diferentes movimentos para ver a qual posição se adapta melhor.

Se a mulher preferir a posição deitada de lado e com os joelhos flexionados, ela perceberá que haverá maior dificuldade na entrada de todo o corpo peniano; essa é uma boa posição de se fazer quando o homem têm um pênis de tamanho considerável, embora ainda assim seu conforto vá depender da sua própria anatomia. Inclusive, se essa é a sua primeira vez, indico essa posição, amiga.

PASSO 3

Coloque bastante gel lubrificante na região anal e um pouco no clitóris também.

PASSO 4

Agora uma informação importante: ao mesmo tempo em que o pênis penetra o ânus, estimule o seu clitóris, masturbando-se com gel entre os dedos. Dessa maneira você irá relaxar, de maneira a não contrair os músculos em torno do ânus, o que acabaria por causar dor. Acredite em mim, o que acontecerá é que a sensação de dor será encoberta pelo prazer. Normalmente o nervosismo de saber que a dor está para iniciar faz com que a mulher bloqueie a excitação, mas se você se masturbar simultaneamente, então isso não ocorrerá.

Amiga, quanto mais a mulher se estimular, mais excitada ficará, e portanto relaxada; com isso, facilmente chegará ao orgasmo também. Outra possibilidade é o próprio parceiro masturbá-la, tanto com você na posição "de quatro" e ele passando uma das mãos pela frente do seu quadril e tocando seu clitóris, como também pode masturbá-la facilmente quando estiverem na posição chamada "frango assado".

Algo que deve ser esclarecido aqui é: a maioria das mulheres que atinge o orgasmo em uma relação anal (99,9%) o faz porque tem o clitóris estimulado ao mesmo tempo em que a penetração ocorre. Dificilmente uma mulher goza sem que isso esteja ocorrendo simultaneamente. Quando isso acontece é porque a mulher entrou em um estágio de excitação psicológica intensa, similar ao atingido no sexo tântrico, e é capaz de disparar o processo orgástico. Mas é algo raro, tão raro de acontecer que, se não acontecer com você, sinta-se uma mulher normal, porque só com a penetração isso praticamente não existe.

O fato é que as mulheres têm mais facilidade para orgasmos clitoridianos do que para os vaginais ou anais. E há muita mulher que confunde orgasmo vaginal com clitoridiano. Saiba que, muitas vezes, quando você acha que teve um orgasmo vaginal, o que teve foi um clitoridiano, pois o púbis dele estimulou o seu clitóris, o que levou ao orgasmo. Bem, mas que diferença isso faz, né? Nenhuma! O importante é gozar! De que maneira é sempre um detalhe...

E agora uma revelação: orgasmos anais costumam ser mais intensos (os gays que o digam), mais duradouros e mais gostosos! Se as mulheres aprendessem a fazer da maneira correta, ou seja, que lhes desse prazer, raras seriam aquelas que neste mundo se indisporiam a praticar sexo anal.

PASSO 5

Depile em torno do clitóris e nos pequenos e grandes lábios, pois a sensação de prazer ao toque no mínimo triplica, os pelos atrapalham a estimulação. A gente acha que um pelinho não incomoda em nada, não é mesmo? Ledo engano, a inexistência deles em torno do clitóris pode simplesmente fazer toda a diferença!

PASSO 6
Agora uma excelente dica para ajudar a não sentir dor: usar gel para sexo anal da marca Cliv Intt Gold, tem no site www.lojamulhermagnetica.com.br. É um gel anestésico, pode ser usado na região anal no lugar do gel lubrificante ou junto com ele, e recomenda-se passar cinco minutos antes da penetração. Muitas atrizes de filme pornô usam nas gravações, e basta colocar a quantidade de uma colher de café na região para que ela seja anestesiada. Porém, há um cuidado aí a se tomar, tanto com a lidocaína quanto com o gel lubrificante já com anestésico: não use no clitóris sob hipótese alguma, somente na região anal, senão o seu clitóris também adormece e você terá dificuldade em ter um orgasmo!

PASSO 7
Uma dica boa para quem quiser beijar na boca (que gostoso!) ao mesmo tempo em que faz sexo anal, é fazê-lo na famosa posição frango assado; a visão geral de frente um para o outro é total, portanto, beijos à vontade! E essa posição fica fácil tanto para o homem masturbar a mulher quanto para ela própria fazê-lo em si. Outra versão é com a mulher deitada de bruços, com um travesseiro embaixo do quadril. O homem a penetra e deita-se por cima; dessa maneira pode beijar-lhe a boca. Essa posição também costuma deixar a mulher mais confortável do que na posição de quatro. E gente, cá entre nós, né? Sexo é bom com beijo, né? Sem beijo é apenas um coito.

PASSO 8
Há maneiras de evitar algumas situações desagradáveis, como o preservativo sair sujo após a relação. Para que isso não

aconteça, basta que se use uma duchinha higiênica antes da relação. Ela tem o mesmo objetivo de uma lavagem intestinal: um líquido é introduzido no reto através da duchinha (pode ser água morna do chuveiro), o qual tende a ser expelido do corpo instantaneamente após a retirada da ducha. O líquido irá sair e levar junto qualquer conteúdo que esteja no local, mantendo "limpa" a região. Um detalhe: nunca use a duchinha vaginal para a duchinha anal, e quem tiver em casa ducha higiênica ao lado do vaso sanitário pode usá-la com o mesmo objetivo. Basta que ela seja colocada na região inicial do ânus e ligada, terá o mesmo resultado que a lavagem intestinal. Não é necessário introduzir a duchinha no ânus, pois a própria pressão da água faz com que o líquido entre facilmente. Se você não tiver duchinha higiênica, use a mangueirinha do chuveiro, funciona da mesma forma, e dê preferência para água morna sempre. Depois sente-se no vaso, ok? O líquido precisa ser expelido. Repita mais uma ou duas vezes, não dói nadinha e pouca água já resolve, você vai saber que a quantidade é suficiente assim que sentir vontade de evacuar. O fato de esvaziar o reto também auxilia muito na diminuição da dor e resolve o seu problema de higiene.

PASSO 9
Para camuflar possíveis odores: use bolinhas de glicerina com aroma para a relação anal, elas podem ser compradas em um sex shop. Você as introduz antes do ato, e conforme a penetração ocorre elas estouram e você vai sentir um aroma perfumado pelo quarto. Ah, essas bolinhas também podem ser introduzidas na vagina, e algumas delas aquecem. Sem contar que seu homem vai pensar: "Nossa, que bumbum cheiroso!". Indico aroma de rosas ou morango.

Bem, isso é o que as Deusas do Sexo fazem para evitar situações constrangedoras e para sentir prazer.

Últimas palavras

Amiga linda, estamos chegando às últimas linhas deste livro, assim, espero ter podido ajudá-la a melhorar sua relação com o sexo, com os homens e com sua autoestima. Você sente que cresceu? Você já não é mais a mesma de quando começou a ler este livro? Trabalhamos o autoconhecimento, levando você à interiorização, porque fica difícil dizer em quem você quer se transformar se nem ao menos se volta para dentro de si para descobrir partes suas e saber onde exatamente precisa melhorar. Tenho certeza de que trabalhar o autoconhecimento nos eleva como mulheres, essa é a base que forma uma Mulher Magnética.

E não digo trabalhar o autoconhecimento apenas para descobrir nossas qualidades, muitas vezes enterradas pela nossa baixa autoestima, mas também como forma de descobrir aquilo que não é luz em nós e que precisa vir à tona para ser trabalhado.

Amiga linda, a verdade é que todas nós somos formadas de luz e sombra. Não existe uma única pessoa no planeta que seja 100% boazinha. Até as pessoas mais passivas e que dificilmente brigam com alguém podem ter pensamentos obscuros. Todas nós temos emoções boas e ruins. Isso não a deforma como mulher nem a impede de ser magnética, afinal, eu nunca disse que para ser magnética é preciso ser perfeita. Isso faz parte de ser humano. A maioria das mulheres vive se sentindo culpada por não ser perfeita, por não ter somente bons pensamentos. Muitas mulheres se condenam porque queriam ser imaculadas e boas, e ficam desestimuladas consigo mesmas por perceberem que não estão atingindo esse objetivo. Você é dessas mulheres, amiga? Em caso positivo, por que quer ser perfeita? Por que você é tão impiedosa consigo mesma, exigindo algo tão utópico de si mesma? Crescemos segundo a filosofia de que os bons são os aceitos no céu e amados pelo Pai. E que todos nós precisamos ser bons, senão estaremos fora do paraíso. Se errarmos, não há trégua nem perdão.

Não faça essa cobrança a você. Apenas almeje ser melhor que ontem, e isso por si só já é MARAVILHOSO.

Há mulheres que fogem do autoconhecimento porque não querem reconhecer partes de si que não são luz, elas tendem a camuflar essa sombra, fingindo que ela não existe. É como se autossabotar, tapando o sol com a peneira e evitando enxergar a verdade. Mas o fato é que todos nós temos sombras, e com a Mulher Magnética não seria diferente.

E assim como nós nos desenvolvemos, nossas sombras também se desenvolvem. Se não forem reconhecidas e não forem trabalhadas, elas crescerão junto conosco, e uma hora estarão grandes, a ponto de nos engolir.

Tudo aquilo a que resistimos persiste. Negar que sua sombra existe não a extingue.

Se você persistir em não enxergar o seu lado sombra, ele continuará a existir e crescerá.

Algo muito importante que você precisa saber nesse

processo todo é que o seu lado sombra virá à tona quando você estiver prestes a se realizar na vida.

Exatamente. Se você finge ou ignora que tem um problema interno que precisa ser resolvido, ele vai crescendo sem que você perceba e vem à tona no momento da sua glória, justamente para lhe dizer: "Eu estou aqui!". Quantas vezes isso já não lhe aconteceu ou você viu acontecer com pessoas na mídia?

Quer exemplos? Amy Winehouse. Seu vício em drogas a aniquilou quando ela chegou ao topo do mundo, no momento de maior sucesso de sua carreira. Britney Spears não trabalhou sua instabilidade emocional e, quando se tornou uma das pop stars mais bem-sucedidas do planeta, sua sombra a derrubou do topo. Bill Clinton perdeu seu prestígio deixando vir à tona suas aventuras sexuais extraconjugais justamente quando estava no auge de seu poder político. O goleiro Bruno é outro exemplo de pessoa que foi derrubada por sua sombra naquela que era para ser a melhor etapa de sua vida. Marilyn Monroe perdeu para seu lado sombra ao se suicidar quando era vista como a Diva número 1 do planeta. Com Cleópatra o mesmo aconteceu: quando ela atingiu o ápice e se tornou rainha do Egito, foi derrubada, não por Roma, mas por sua sombra alimentada e que estava crescendo havia anos: sua ambição, pois ela não se contentava apenas com o Egito, queria governar o mundo todo.

Amiga linda, sua sombra virá em seu encalço, em silêncio, de forma sorrateira, para engolir você, e ela sairá do escuro rumo ao ataque quando for o melhor momento da sua vida.

Qual é sua sombra? O ciúme? A carência? A preguiça? A ansiedade? Tente olhar neste momento para seu interior e pense nos pontos que precisa melhorar.

Não deixe que seu lado não trabalhado a arranque do seu sucesso. Comece a trabalhar sua sombra hoje – não resistindo a ela, mas assumindo-a e domando-a.

Trabalhar a sombra é fazer as pazes com ela, é aceitar a dualidade que existe em você, tentando controlar as doses dessa dualidade.

Mergulhar no mar escuro que existe em você pode ser libertador. Reconhecer a dor ou o defeito e deixá-lo vir à tona transforma você em uma pessoa melhor, se souber lidar com isso.

Não podemos deixar a sujeira escondida embaixo do tapete a vida toda, até porque uma hora iremos tropeçar na montanha encoberta que nós próprias criamos.

Sempre temos a tendência a acreditar que somos boazinhas e a esconder nosso lado B, não só dos outros, mas de nós mesmas. O lado B quer ser aceito por nós, essa é a verdade; é como aquela criança que chama a atenção fazendo a pior arte para ver se voltam seus olhares para ela.

O lado B pertence ao seu lado imaturo, ele faz parte de tudo o que existe em você e do que você é. E, como tudo em você tem fonte divina, seu lado B também é divino; encare-o como sendo um irmão do seu lado luz.

O que você precisa fazer para trabalhar o lado B? Reconhecer que ele existe, se perdoar por ele existir e conviver com ele, dizendo-se: tudo bem, você faz parte desta família, sei que você existe, agora comporte-se, hein?

Seu lado B precisa aprender a respeitar os limites. Não diga a si mesma que você é uma pessoa formada só de amor e que nunca sente emoções negativas como raiva, ciúme e inveja, por exemplo, porque todos nós sentimos; apenas diga à sua raiva que ela precisa ter um limite, reconheça quando está com raiva, por que a está sentindo e tente não deixá-la sair dos limites saudáveis. Sentir raiva é saudável, sabia? Se você não a expressa de alguma forma, você a está engolindo ou escondendo sob o tapete.

A raiva pode ser um sentimento transformador na sua vida. Por exemplo, decidir virar a mesa e combater um abuso, trocando de emprego, saindo de um relacionamento decadente ou abrindo uma ONG para pessoas ou animais

vulneráveis, pode inclusive ser originado pela raiva, que na verdade é a força propulsora para que você entre em ação.
Sentir inveja é natural e comum a todos nós. Você pode camuflá-la e dizer: eu, invejosa? Nunca! Ou você pode aceitá-la e argumentar com sua sombra, dizendo: acalme-se, algumas pessoas tem mais do que você em determinadas áreas da vida, enquanto você tem mais do que elas em outras. E você pode usar sua inveja para se inspirar naqueles que têm o que você deseja e com isso ter forças e incentivo para alcançar também. Você só não pode ignorar esse sentimento, remoê-lo e continuar em atrito com ele.

Quando você perceber que deseja que seus inimigos estejam mortos, permita-se ter esse sentimento, mas depois olhe para sua sombra e faça as pazes com ela. Diga: "ok, agora chega de sentir isso, não vou colocar essa atitude em prática mesmo, e alimentar isso não faz bem". Mas não tente dar outro nome àquilo que sente só para se enganar, na tentativa de dizer a si mesma que você é tão evoluída que jamais mataria alguém.

Amiga, todos nós somos assassinos em potencial. Coloque-se diante do perigo ou da escassez desesperadora e você reconhecerá seu lado sombra no mesmo instante.

Você é uma pessoa que mente? Faz isso todos os dias? Ou você nunca mente? Qual dessas mentiras você contou desta vez? As pessoas mais puras mentem pelo menos vinte vezes em 24 horas, isso é comprovado por estudos científicos. Quantas mentiras você já contou hoje aos outros? Quantas histórias pela metade você já disse nesta semana? E quantas vezes escondeu uma importante informação dizendo que não sabia de nada? Todos nós mentimos, eu, você, sua mãe, seus irmãos, sua professora, seus vizinhos, o papa, os índios. Fazemos isso até mesmo para manter o equilíbrio e o bem-estar dos outros à nossa volta, como quando, por exemplo, você visita um parente em péssimo estado de saúde no hospital, olha para ele e diz: "Puxa, você está ótimo!".

Continue mentindo, você fará isso muitas vezes na vida, só não minta para você. Diga "sim, eu minto, e quando afirmo ao mundo que sou uma pessoa que não mente estou mentindo". Aliás, quantas histórias fantasiosas você cria e vive como se fossem verdades? Sim, estou falando de quanto você mente para você mesma.

Continue criando histórias, se quiser, você é livre, mas apenas diga a si mesma: "É meu lado sombra mentindo e fantasiando, preciso reconhecer que ele existe". E, diante disso, controle também as mentiras que cria para você mesma, para que elas não fujam do controle. Suas mentiras podem ser sua autodefesa, uma forma de se proteger da crueldade do mundo, no entanto, fique em paz com elas, sabendo que são fantasias, e não deixe que saiam do controle.

E sabe por que ter ações incorretas é mais válido do que somente fazer a coisa certa? Porque não existe ninguém que somente tenha ações corretas na vida, e as ações incorretas também nos ajudam a crescer. Como você acha que eu mais aprendi? Com meus acertos ou meus erros?

Habitue-se a partir de hoje a se perguntar por que você faz o que faz e depois o porquê de por que você faz e ao final o porquê do porquê. Quando alguma de minhas leitoras faz algo que parece estar desencaixado do contexto, eu me pergunto o que de fato está por trás do motivo de sua ação e – bingo! – descubro que o real motivo nem sempre é o que à primeira vista parece ser.

Por exemplo, uma mulher jamais cumprimenta a vizinha e repentinamente passa a tentar conversar. Algo significativo está acontecendo. O que há por trás de um simples bom-dia? Pode haver muito, desde um pedido de socorro, "me ajude, estou deprimida", até uma visão ampliada de si mesma que ela passou a ter e, ainda, quem sabe, algum interesse pessoal sobre a outra. Algo há, habitue-se a ver o porquê de suas ações, mas também o porquê das ações dos outros. As entrelinhas sempre dizem muito mais do que as palavras que saem da boca de uma pessoa.

    Habituar-se a perguntar sobre os motivos que a levam a fazer o que faz leva à interiorização, e essa é a palavra-chave para uma percepção melhor de si e, portanto, para ter sucesso na sua vida pessoal.

    Quando você toma um copo de água, por que o fez? Porque você sentiu vontade. E por que sentiu vontade? Porque você estava com pouca água no organismo e sua sede foi acionada. Por que sua sede foi acionada? Porque é um alerta para você não morrer. E por que há esse alerta? Porque você quer viver. E por que você quer viver? Porque você ama a vida. Ah, então, na verdade você não toma um copo de água por causa da sede, você toma por amor à sua vida. Por amor a você.

    Você entende a importância de ir mais a fundo nos motivos das suas ações e de seus pensamentos? A Mulher Magnética faz isso, amiga linda, ela olha para dentro de si. Ela tem coragem de fazer isso.

    A mulher que você era ontem era uma mulher medrosa? Sem atitude? Grudenta? Uma mulher carente e demasiadamente apegada ao que os outros pensam? Converse com ela, diga que você sabe que tudo isso fez parte do seu crescimento, que você aceita seu passado como parte de si e da sua construção, mas que essa criança carente, que se importa com o que pensam, precisa ficar quietinha, porque a mulher que você é hoje, com um Q.I. emocional maduro, que sabe que a aprovação do outro não pode ser e não é o fator determinante da qualidade do seu humor diário, é quem agora está no comando da sua vida.

    Você não precisa fingir que seu outro lado não existe, você precisa acalmá-lo e estar de bem com ele, mantendo sob controle aquela mulher do seu passado.

    Sabe a mulher que você é durante o dia? Que gosta de tudo feito da maneira certa, que gosta que a verdade seja dita, que gosta de ser politicamente correta e que tem princípios bem estabelecidos? Vamos negociar, amiga linda, vamos negociar com essa mulher e pedir a ela que, na hora do sexo e da sedução, fique mais de ladinho, porque você precisa que a outra mulher que existe em você, mais libertina, mais safada, mais sacana, mais sedutora e que não quer ser pudica nem politicamente correta, venha à tona na hora da cama.

Negocie entre suas duas partes, luz e sombra, estabeleça quando será a vez de uma e quando será a vez da outra, e suas chances de ser mais feliz aumentarão muito. Porque foi isso que eu lhe disse, abrace a sua totalidade, seu lado A e seu lado B.

Você já sabe que não pode ser sempre a mesma, que não será a mesma para sempre e que existem as várias facetas e versões suas para cada momento do dia. À noite, com seu marido, com seu namorado ou em um relacionamento casual ou de apenas um encontro, desperte a libertina em você e deixe espaço para ela agir, para ela se manifestar, ela tem direito também de se expressar e não quer nem deve ficar reprimida – se ela for reprimida, irá virar uma bomba dentro de você!

Negociando com suas partes você poderá vencer todos os dias! Lembrando que vencer todos os dias não é ter sucesso de acordo com os parâmetros do que o mundo diz que é o sucesso.

Vencer todos os dias é se tornar uma versão melhor da gente e aprender mais conosco e com as coisas que nos cercam, vencer todos os dias é não deixar que nossas sombras nos dominem por completo, é estarmos em paz conosco, mesmo sabendo que nem tudo dentro de nós é luz e que mesmo assim tudo está perfeito.

Se você apresentar ao longo de seu relacionamento várias versões de si mesma, estará sempre alimentando o interesse do outro em conhecer a nova mulher que surge diante dele e que se apresenta de tempos em tempos para tornar esse relacionamento mais excitante e sem rotina. Você vai se sentir mais animada também na vida, em se permitir ousar dentro dessa dualidade de maneira saudável. Negocie consigo mesma, dizendo "ok, na cama vou expressar aquele meu lado B que durante o dia nem sonho deixar que qualquer pessoa perceba, porque de dia eu o condeno, no entanto, liberto meu lado B para que sobre a cama ele possa se manifestar e encantar o outro".

Negocie com você, para que mesmo sendo uma pessoa evoluída e de ótimos princípios, à noite você deixe seu lado deliciosamente imoral e nada certinho se manifestar. Porque seu lado B existe, não dá para negá-lo, mas dá para expô-lo na hora certa!

A Mulher Magnética é uma mulher de carne e osso, é do mundo e está para o mundo. Que você se reconheça assim e sirva de inspiração a você mesma, porque nesse momento você passa a se admirar e a se amar, com tudo o que você tem e é. Eu lhe desejo luz e sombra, amiga, assim alcançaremos os nossos objetivos.

Foi um imenso prazer estar com você. Gostaria de lhe dizer que sou grata pela oportunidade de lhe escrever.

O caminho para nossa reforma interna é por aqui mesmo, pelo estudo de quem somos e em quem queremos nos transformar. Esse trabalho não é concludente na sua vida, mas ele ajuda você a se sustentar para seguir em frente, e, como uma Mulher Magnética em que agora você se torna, você nunca irá parar!

Conte comigo, vou sempre estar criando novos cursos, escrevendo novos livros e mantendo contato com você para contribuir com o que eu puder. Faz parte do que vim fazer neste mundo e faz parte do que alimenta minha felicidade também inspirar você a crescer, magnetizando sua vida e a dos que estão à sua volta.

Amiga linda e magnética, eu te amo, sou imensamente grata, desejo toda a felicidade para você, um grande beijo e até o nosso próximo curso, livro ou encontro!

Visite e conheça estes e outros lançamentos
www.matrixeditora.com.br

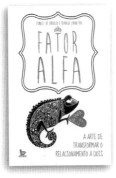

Fator Alfa
Se você pretende abrir este livro e descobrir o grande segredo para ter sexo, amor, fidelidade e tesão pelo resto da vida sem nunca mais encarar pés na bunda, brigas e chifres, a verdade é esta: não existe receita de bolo para isso. Todo mundo, quando se envolve com alguém, se expõe aos riscos que vêm no pacote da vida a dois. Mas dá pra viver um relacionamento sem meter os pés pelas mãos. A partir dos bate-bocas dos autores na TV, foi possível juntar dicas testadas e aprovadas para traçar esse percurso.

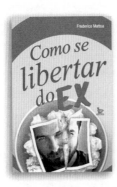

Como se libertar do ex
Como superar a dor do fim de uma relação, reconstruir sua vida pessoal e se recuperar de um relacionamento que deixou marcas negativas? Esse é um guia prático para homens e mulheres que ainda estão presos num passado conflituoso e vez ou outra sofrem de recaídas emocionais. O tema é tratado de maneira profunda e prática para ajudar aqueles que ficaram presos num passado indigesto ou trancafiados num luto interminável. Ao mesmo tempo, oferece esperança para quem se debate contra o perdão e se sente desiludido.

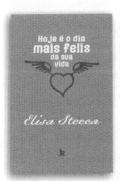

Hoje é o dia mais feliz da sua vida
Diz o ditado que uma imagem vale por mil palavras. Mas não existe imagem que seja tão forte quanto as palavras precisas, as que encorajam, as que mostram caminhos, aquelas que fazem pensar e mudar. *Hoje é o dia mais feliz da sua vida* é um livro feito com palavras motivadoras e imagens de rara beleza, que também têm muito a dizer. Uma obra inspiradora, feita para quem quer um dia a dia de mais felicidade.

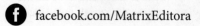